PHILIBERT

DES ANGLIERS.

TOME II.

PHILIBERT
DES ANGLIERS,

OU LES DANGERS
D'UNE MAUVAISE ÉDUCATION.

PAR JÉROME B****,

Deus hæc fortasse benignâ
reducet in sedem vice.

Dieu voudra peut-être encore
remettre les choses en bon état. HORAT.

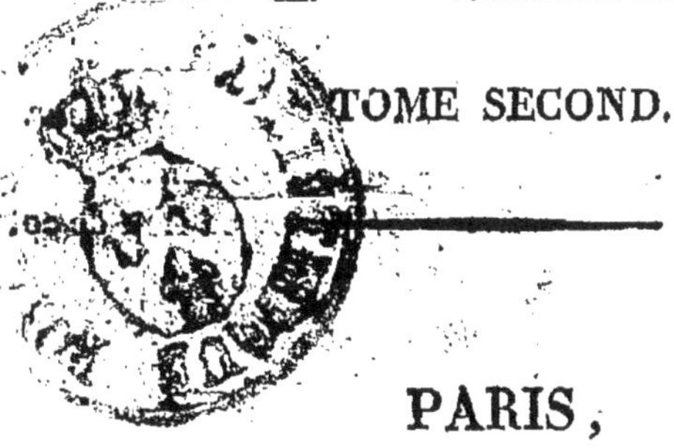

TOME SECOND.

PARIS,

CHEZ { PONTHIEU ET DELAUNAY, lib. au Palais-Royal, galerie de bois.
CORBET, lib., quai des Augustins, n. 37.

Et chez tous les marchands de nouveautés.

1821.

ERRATA.

TOME PREMIER.

Page 36, lig. 8, Lisez *les*, au lieu de *le*.
42 — 8, retranchez le mot : *fini*.
81 — 21, lisez *tant*, au lieu de *tout*.
124 — 19, retranchez le mot : *plus*.
135 — 15, lisez *donnerez*.
143 — 18, lisez *qu'ils*, au lieu de *qu'il*.
167 — 5, lisez *avantageusement*, au lieu *d'avantagement*.

TOME SECOND.

Page 1 lig. 6, lisez *pouvais*.
16 — 18, lisez *expansion* au lieu : *d'extension*.
24 — 6, lisez *meilleure*, au lieu de *meilleur*.
90 — 10, lisez *retirer*, au lieu de *tirer*.
93 — 21, lisez *mon protecteur*, au lieu de *ce dernier*.
99 — 6, retranchez le mot *déjà*.
144 — 19, lisez *leur*, au lieu de *leurs*.

PHILIBERT DES ANGLIERS.

CHAPITRE VIII.

Dans l'intervalle que je restai avec M. Deladrille, je me fis une idée au moins confuse du grand monde et de la haute société ; ce dernier en avait les manières, et s'y fesait remarquer avantageusement ; ainsi je ponvais envisager le câdre du tableau, et tirer des inductions vraies ou vraisemblables de l'ensemble de ses parties. J'avais un peu plus de souplesse dans le caractère, mes formes commençaient à se polir et à se montrer plus aimables et plus gracieuses. Dans la loi des convenances que je m'étais imposée, j'avais entrevu la nécessité de transiger autant que possible avec les défauts de l'humanité en ne frondant point ses fantaisies, ses goûts et ses caprices. De même que je ne m'effaroucherais plus de ses ridicules, ni de ses manies. Je me sentais capable de remplir ces conditions impérieuses, rigoureusement commandées, mais une difficulté d'un ordre tout-à-fait supérieur s'opposait à l'accomplissement de mes desseins. J'étais dans la détresse, j'allais bientôt tomber dans la misère, et il me fallait non-seulement de l'aisance, mais encore une grande fortune pour remplir honorablement le rôle que j'avais préparé ; un luxe éblouissant, une magnifique somptuosité, un fastueux étalage, étaient presqu'indispensables. C'est pour tous, l'unique moyen d'en imposer et de faire valoir ses ressources et ses moyens. L'opulence est le mobile le plus puissant de l'intrigue, le grand véhicule de la considération et la base des éclatantes renommées ; elle a des avantages plus éminens encore, elle affaiblit le crime, l'efface quelques fois; insulte et brave le faible, pose le cachet du génie sur l'ignorance, et relève des actions communes, condamnées à rester éternellement ensevelies dans l'ombre.

Une circonstance imprévue répara heureusement les torts de la fortune. J'appris qu'un de mes oncles, un des plus riches colons des Iles, venait de mourir, et qu'une donation en bonne forme me laissait la propriété et la jouissance de sa fortune. J'avais oublié ce parent généreux croyant même que depuis long-temps, il avait payé le tribut à la nature. Je devais cet avantage prodigieux, non pas à ma docilité, mais à la fougue et à l'impudence, que je manifestais dès ma plus tendre jeunesse. Ce fut dans un voyage qu'il fit, il y avait à peu près quinze ans, et pendant son séjour dans ma famille, que je méritai ses bonnes grâces et acquis son affection : j'égayais ses loisirs ou son oisiveté par toutes sortes d'espiégleries et de petites extravagances. Mes saillies étaient assez heureuses, et mes répliques assez amusantes; j'aimais à commander, et rarement à obéir; l'opposition me révoltait et me fesait concevoir des entreprises hardies, bien au-dessus de mes forces. J'étais gourmand, et je satisfaisais ma friandise par de fréquentes rapines, habilement exécutées. Par un grand vacarme, je faisais sourire le marin, qui retrouvait dans ce remue-ménage la peinture de ses vieilles fredaines : il s'était déclaré mon protecteur, me couvrait de son égide, et me soustrayait ordinairement aux violentes corrections. Pendant trois mois, je charmai ainsi ses ennuyeux instans par mes intrépides résolutions, et lui devins si nécessaire, qu'il voulait absolument me faire passer les mers. La tendresse maternelle lui résista opiniâtrement, en objectant que j'étais déjà assez mauvais sujet, sans qu'un précepteur de sa trempe, envenima encore les vices qui germaient dans mon cœur : je me souviens que cette sortie de ma mère, fut la cause d'une dispute assez vive entre elle et son frère turbulent. Oui, disait ce dernier avec son impétuosité naturelle, je jure par tribord et bâbord, que mon neveu fera des prodiges et des merveilles, si vous me le confiez. — Moi, je soutiens au contraire, répliquait ma mère courroucée, que si vous le dirigez, il deviendra le plus mauvais sujet du monde; vous applaudissez sans cesse à ses défauts, tandis qu'il faut de violens correctifs pour arrêter ses élans fougueux. — Vous n'entendez rien en éducation, laissez-moi le soin d'élever ce précieux enfant, et de développer ses heureuses dispositions, qui offrent tant de belles espérances. — J'aimerais mieux le vendre aux Algériens! — Viens, mon petit ami, me disait-il, pour te prouver combien je t'aime, je vais disposer en ta faveur de tous mes biens, et tu viendras me rejoindre dès que tu seras grand. Effectivement, le lendemain même, il souscrivit un acte de libéralité dont je me dispose à faire un si bon usage. Il vient de mourir célibataire. On a blâmé son éloignement du mariage, on a eu grand tort : j'approuve au contraire son indifférence et son éloignement d'un lien aussi assujettissant, s'ils ont fait le charme de sa vie, ils embelliront singulièrement la mienne. Les critiques austères me reprocheront sans doute mon penchant pour le système des exclusions, ils auront tort également. Tout est converti en système dans ce beau siècle de civilisation : ce qui le prouve, c'est un petit philosophe omniforme, qui s'occupe en ce moment de la centralisation de tous les *systèmes*.

Il est bien fâcheux que l'idée d'aller m'établir au-delà des mers ne me soit jamais venue, j'aurais épargné bien des peines aux auteurs de mes jours; ma fièvre d'espérance se serait appaisée, ou peut-être que ma destinée en s'agrandissant m'aurait placé sur le trône de Christophe, après la mort précipitée de ce despote farouche. Toujours entraîné par une puissance d'attraction irrésistible, il ne m'était guère aisé de me retenir sur la pente qui m'attirait dans le précipice. Envoyé en possession de mon immense héritage, tous mes vœux se trouvaient couronnés. Je remplaçais mon oncle dans l'Ile où il avait de si grands biens; je serais allé moi-même recueillir ses dépouilles, mais quel est celui à ma place qui aurait osé courir les chances d'une longue traversée? on est rarement porté à des entreprises hasardeuses lorsqu'on a les moyens de satisfaire tranquillement ses goûts. — Parler de mon deuil, ce serait un entretien frivole; qui ne connaît pas les pleurs d'un héritier! Je ne tardai pas à jouir à mon aise du fond et des revenus de mon superbe héritage. Un agent d'affaires accrédité, et soi-disant honnête homme, s'offrit pour aller lui-même liquider ma succession, sous la condition que je lui céderais mes droits pour une somme que nous déterminerions. Nous fixâmes cette somme, et le spéculateur me remis cent mille écus, après une cession bien en règle. Somme énorme! trésor qui valait mieux pour moi que toutes les richesses du Pérou. Que faire dans une aussi brillante position, à côté d'un trésor inépuisable. J'annonçai à Mme Brigide que j'allais quitter son hôtel, en ayant le soin de lui cacher une partie de mes richesses. Ne trouvant plus le nom de Philibert assez historique, assez pompeux; je le retranchai de mes archives pour y substituer celui de DES ANGLIERS (1). Je restai quel-

(1) Je fus quelques temps embarrassé dans cette fastueuse mutation, et même je ne savais dequel grand nom me parer, lorsque je me souvins que dans ma famille nous possédions

que temps ignoré afin de ne pas être reconnu sur le change, et louai ensuite un superbe appartement que je meublai, et où je m'établis peu de temps après. Il me restait toujours une espèce de pudeur, un fond de vénération pour mes parens, qu'il ne m'a jamais été possible de déraciner : ce sentiment naturel et méritoire perd essentiellement de son prix et de sa qualification, quand il ne subsiste plus qu'à l'ombre de la duplicité et du mensonge. Empruntant toute la fausseté d'un langage trompeur, je leur écrivis; qu'aus-

---

depuis plusieurs siècles, une propriété, dont je ne me rappelais pas précisément le contenu, située dans un endroit nommé les *Angliers*. Ce fut dans les quatre vers suivant, que Molière me donna cette heureuse idée :

« Je sais un paysan, qu'on appelait Gros Pierre,
Qui n'ayant pour tout bien qu'un seul quartier de terre;
Y fit tout à l'entour, faire un fossé bourbeux,
Et de M. de Lisle en prit le nom pompeux. »

sitôt que j'avais eu connaissance des dernières volontés de mon oncle, qui me laissaient l'universalité de ses biens, j'avais cédé mes droits à un agent d'affaires, moyennant une somme que je n'avais pas encore touchée, et que je placerais sitôt que je l'aurais dans les mains; que je ne doutais point qu'ils applaudissent à cette mesure d'économie : que cet heureux phénomène n'avait point changé mes sentimens d'amour pour eux, et que j'aurais le plus grand plaisir à les recevoir chez moi; que, cependant, je les engageais à se soumettre à l'étiquette des salons, impérieusement commandée dans la première capitale du monde, la moindre négligence à cet égard, pouvant me devenir essentiellement désagréable. Je travaillai ensuite à former l'intérieur de ma maison, où je n'épargnai ni le faste, ni la magnificence; comme un intendant est indispensable à un grand seigneur, quoique je n'eusse que des capitaux et point de revenus à recevoir, je pris un intendant : pour valet de chambre je choisis un sujet intelligent et effronté, parce qu'on est souvent dans la nécessité d'employer les moyens de ces sortes d'individus. Ayant un domestique, je m'attachai un excellent cuisinier, qualité essentielle, pour obtenir de nombreux amis (1). Dans mon organisation, j'excluai le service des femmes, non pour des motifs louables, mais afin que leur présence ne gênât

(1) Je ne m'en rapportais pas seulement à l'expérience et au talent reconnu de mon cuisinier. Je joignais encore à sa pratique, une théorie que je m'efforçais de chercher dans les auteurs gastronomes qui ont traité cette intéressante partie avec tant de soin. Je me plaisais surtout à m'arrêter sur les dissertations savantes, relatives à cette énorme machine qui fait si facilement sauter une maison, et que nos bons ancêtres, (moins savans que nous sans doute), appelaient naïvement leur *pot au feu*.

point mes intrigues amoureuses. Je garni ma cave de vins les plus délicats et les plus exquis, et me montai une bibliothèque de quinze cent volumes, dans l'espoir de tromper ceux qui établissent de favorables présomptions sur les apparences; j'achetai un cabriolet, d'un genre parfaitement original, et deux chevaux dont un cheval anglais de première race. Puis je fis préparer une salle de billard, et une salle de bains, d'un goût bizarre et gothique. Ayant donné à l'intérieur de ma maison un aspect riant et agréable, je sentis le besoin d'acquérir des connaissances et des talens, qui répondissent à ces gracieuses dispositions; je me donnai à cet effet des maîtres de musique, de dessin, d'armes, de danse et d'équitation. Je me fis faire un habillement complet, à l'instar de chaque nation, et de chaque peuple, afin de paraître tour-à-tour Russe, Prussien, Allemand, Anglais, Italien, Espagnol et

Français (1). J'annonçai à mon intendant, que je ne réglerais mes comptes que tous les mois, pour me soustraire à ses importunités, et à mon tailleur et à mon bottier, que je ne solderais leurs mémoires, que tous les six mois, pour ne pas être obsédé si souvent par des ré-

---

(1) Cette métamorphose ridicule m'a été souvent fort désagréable et fort pénible. Avec l'habit anglais notamment, j'étais poursuivi d'un bout de la ville à l'autre. La populace de Paris, n'était guères plus polie que celle de Londres, et si, comme cette dernière, elle n'en venait point aux voies de fait, c'est qu'elle craignait davantage l'intervention de l'autorité. Lorsque j'allais dîner, on me faisait manger à la carte des étrangers, et je payais en conséquence. Si j'entrais dans une boutique, ou dans un magasin pour y faire quelques achats, on m'imposait un tribut que le charlatanisme du marchand, enveloppait encore des couleurs du désintéressement. Si ces injustices et cet odieux arbitraire, étaient le résultat de la grande civilisation, que l'on vante aujourd'hui avec tant de cha-

clamations indiscrètes ; je m'attachai pareillement un médecin, un chirurgien, un dentiste et un pédicure, et m'abonnai avec un coëffeur renommé, afin de pouvoir dire, *mon médecin*, *mon chirurgien, mon coëffeur,* etc. Je changeai l'idiome de ma langue, en extrayant tous les *r* de mes expressions; je fis d'autres innovations aussi futiles, à fure et mesures que la frivolité m'en démontrait l'urgence.

Ce furent les couleurs de ma livrée qui m'embarrassèrent le plus ; ces sortes de choses se revendiquent facilement, etd'ailleurs, quelle humiliation pour un Maître,

---

leur et d'emphâse, ce serait une bien pitoyable civilisation ! Que l'on me prouve que tous les peuples de la terre ne font point partie de la grande famille, et je cesserai de soutenir que que ces petites vengeances d'une nation envers une autre nation, sont autant d'indices frappants, de l'ancienne barbarie.

d'apprendre que ces gens ont été publiquement dépouillés. Je me déterminai simplement à graver mon chiffre sur mes équipages, en le surmontant d'une couronne, et de donner à mes domestiques le chapeau de toile cirée, une capote bleue avec un collet amarante et un liseret de même couleur sur les coutures extérieures. J'annonçai ensuite au son de trompe, que je recevrais, les mercredis de chaque semaine, à l'instar des illustrissimes parvenus. La première fois ma réception fut peu nombreuse ; je reçus seulement les hommages de quelques aventuriers dont je me rappelais à peine les figures. Ne doutant point qu'ils avaient de nombreuses connaissances, et qu'ils ne manqueraient pas de signaler mes fastueuses libéralités, je redoublai d'efforts pour les recevoir dignement ; j'avais un thé pour les imitateurs anglais, et un punch pour les nationaux. Nous nous érigeâmes avant tout en tribunal littéraire, et en littérateurs consommés, nous étendîmes notre critique, sur tous les ouvrages anciens et modernes qui étaient venus jusqu'à nous. Nos discussions étaient vives et emprecintes de cette hautaine assurance qui en impose au mérite même. Nous passâmes de là à la politique, aux brochures, aux journaux, à la philosophie abstraite, naturelle, simple et composée ; nous entassâmes des sophismes les uns sur les autres, et nous nous enfonçâmes dans le labyrinthe systématique, où nous fûmes bientôt égarés. Revenus dans la route du sens commun, je proposai une partie de billard qui fut promptement acceptée. Je payai largement le tribut de mon premier essai, et mes prétendus amis qui me tutoyaient déjà dans leur vive extension, me quittèrent avec douleur, en m'emportant néanmoins quelques pièces de crédit. A la réception suivante, je fus inondé de visites, et mon valet de chambre m'annonça, dans cette seule soirée, autant de Comtes et de Barons que j'en avais vu dans l'armorial universel. Si j'avais fait la vérification de ces titres fameux, j'aurais jeté sans doute, bien des barons dans la poussière. Néanmoins l'approche de tant d'illustres personnages supposés, gonflait mon orgueil, flattait mon implacable ambition, et l'encens qu'ils me prodiguaient, me mettait au niveau d'un ministre favori, dont les antichambres sont encombrées de courtisans. Mon éloge au surplus, circulait de bouche en bouche, et je pouvais me pavaner indolemment bercé dans les flots de l'adulation. Que de pièges! que de trompeuses jongleries! L'amour propre, ce mobile si puissant de tous les êtres, me rendait attentif à ce ramage enchanteur qui n'était rien moins que le principe de ma ruine prochaine et inévitable. Bienfaisante expérience, que ne venais-tu dessiler mes yeux, fascinés par un artificieux langage! On suivit le même ordre de la première soirée, à cela près que la réunion fut plus bruyante et plus tumultueuse. La nuit s'avançait, et les Comtes et les Barons arrogans, inventés par la fourberie et la duplicité, se retirèrent les poches pleines de ma vanité et de ma niaise confiance. Quelques-uns d'entre eux même, furent assez hardis et assez impudens pour s'inviter à diner, toutes les fois que leurs grandes affaires leur permettraient de se procurer cette délicieuse jouissance. Les diners commencèrent alors, et mesdames les Comtesses et les Baronnes supposées, munies de leurs tendres époux, vinrent embellir mes salons de leur brillant éclat. Le fait est que rien n'était beau, gracieux, et sémillant, comme ces épouses de complaisance. Celles-ci pouvaient varier leurs titres, les étendre, les restreindre et les multiplier à l'infini ; la plupart ayant été couronnées et applaudies même sur la scène des illusions. Après ces différentes épreuves que je payai chèrement, je cherchai à me produire à mon tour ; ce que je tentai vainement auprès de mes convives, le plus grand nombre n'ayant point d'asile. La honte d'avoir été encore trompé si indignement, me détermina à suspendre mes réceptions, et à défendre ma porte à des parasites que j'avais déjà trop fréquentés.

CHAPITRE IX.

Parmi mes admirateurs intéressés, je n'en avais trouvé qu'un seul qui parût digne de ma confiance, et auquel je pouvais faire part de mes desseins; c'était un jeune libertin de bonne maison, qui avait dissipé un énorme patrimoine dans ses fougueux excès. Il se chargea de me présenter et de m'introduire dans les meilleurs sociétés de Paris, où il était censé avoir des parens, qui occupaient des rangs éminemment distingués; il ne m'en imposait point sous ce dernier rapport; mais il y avait long-temps que ces mêmes parens dont il parlait avec tant d'emphase, l'avaient entièrement banni de leur compagnie. On n'aime point faire ces aveux humilians, et l'homme le plus endurci, celui même qui s'est rendu le plus inaccessible aux remords, envisagerait avec une cuisante douleur, le pas rétrograde qu'il aurait fait dans l'opinion. Quoi qu'il en soit, je ne me plaçai pas moins sous les auspices de cet ami licencieux et désordonné, qui, peu de jours après m'introduisit dans un bal, soi disant, de la plus haute distinction. Comme je commençais à danser passablement, ce fut une heureuse occasion de faire parade de mes talens. Ayant soigné ma toilette avec une attention scrupuleuse, je montai en cabriolet, honteux de ne pas avoir un équipage pour éblouir d'avantage une dame de qualité, aux yeux de laquelle j'allais paraître pour la première fois. Arrivé devant le soi disant hôtel de la comtesse de ***, je crus un instant que j'étais cruellement joué; aucun équipage, pas même une voiture de place n'indiquaient l'endroit d'une brillante réunion; je me hasardai, en tremblant toutefois, de faire demander mon introducteur qui arriva bien vîte, car la portière criait à tue tête, et avec une espèce de surprise qu'un Monsieur en cabriolet voulait absolument lui parler. Je fus donc présenté à la comtesse de *** qui me fit le plus gracieux accueil. C'était une femme déjà sur son declin, mais son usage, son esprit et ses aimables prévenances empêchaient de faire cette offensante remarque. Elle s'entretint avec moi de choses indifférentes, puis jetant les yeux sur des tableaux de famille, répandus çà et là sur les murs d'un spacieux salon ; elle me fit remarquer une illustre lignée d'aïeux, en m'expliquant les attributs presque divins dont sa vaine complaisance les environnait. Pressentant qu'elle désirait connaître l'histoire des miens, je courus audevant de sa curiosité en retraçant avec un vif enthousiasme, la vie presque héroïque de chacun d'eux. Je m'aperçus que ma narration emphatique l'avait singulièrement charmée. Le bal commença, et je me mis en danse avec une ardeur infatigable. La nuit s'avançait, et je ressentais de pressans besoins que je n'avais pu appaiser jusqu'alors qu'avec des rafraîchissemens. La foule s'écoulait et mes inquiétudes redoublaient; y aurait-il une collation, n'y en aurait-il pas, lorsque ceux, qui, comme moi, étaient dans cette pitoyable alternative s'en furent, je vis tristement mons espoir s'évanouir; je montai en cabriolet, et précipitai mon arrivée pour ne point mourir d'inanition le long de la route. Je ne mangeais pas ensuite, je foudroyais les alimens. Quelle délicieuse volupté que de savourer le plus grossier des mets aux extrémités de la faim! La mienne était dévorante, non-seulement l'exercice l'avait aiguillonée, mais les raffraîchissemens que j'avais bu en quantité, l'avaient décuplée. Le lendemain je fis des reproches graves à mon introducteur, en lui observant qu'il n'existait point d'exemple de pareille mesquinerie, et qu'il était inouï de se jouer ainsi de la confiance des personnes. Il s'excusa lui-même, et puis excusa la Comtesse le mieux qu'il lui fut possible, en me donnant pour meilleur raison, que ce bal avait été surpris, et qu'on ne pouvait le considérer que comme un *impromptu*, Je me contentai de l'impromptu, et ne tardai pas à recevoir une invitation directe, à laquelle je me rendis avec un curieux empressement. Je trouvai les choses changées de face, un aspect plus riant à l'ensemble, plus d'hilarité sur les physionomies. Des dispositions domestiques faisaient naître au surplus de grandes espérances. Effectivement vers les une heure du matin, on annonça une collation dont on ne pouvait qu'admirer la somptuosité ; on se mit à table, et les appétits étaient tellement disposés, qu'en un instant il n'en restait plus même de débris. On reprit les divertissemens avec une nouvelle vigueur et de nouvelles forces ; un individu de confiance qui paraissait exercé dans sa partie me tira à l'écart et me déroula un rôle de contribuables, où j'étais imposé pour vingt francs ; mon étonnement égala ma surprise, mais le receveur habile me rassura, détruisit ma répugnance en s'appuyant sur l'autorité des usages et des coutumes, je ne sais pas trop même, s'il ne me cita point un èxemple des Médes. Je soldai ma quote-part et chacun parut en faire autant, peut-être que les habitués participèrent aux avantages d'une remise quelconque.

Je continuai à m'amuser ainsi pour mon argent, persuadé que je souscrivais à l'empire d'usages et de coutumes imprescriptibles, auxquels il était impossible de déroger. Ma conviction était si intime, que j'aurais offert la même somme dans une société où on ne m'aurait fait aucune réclamation. Les invitations de toutes sortes se multipliaient de jour en jour, et ma joie était à son comble d'avoir pu en si peu de temps attirer l'attention de tant de bonnes sociétés. Fatal préjugé! présomption insensée! je me laissais éblouir par de vains titres, des qualités de commande, de luxe ou de fantaisie, qui servaient seulement à couvrir d'artificieuses combinaisons. En résumé, j'étais simplement désigné comme un imbécile, sans expérience, sur lequel on pouvait tirer des lettres de change, avec la certitude que toutes seraient exactement acquittées.

Un jour entr'autres, je fus invité à dîner dans les termes les plus aimables et les plus pressans, par une prétendue Vicomtesse de *** que je n'avais jamais vue. Je me rendis également à cette galante invitation, et trouvai, dans des salons magnifiquement décorés, un grand nombre de convives qui m'accueillirent avec des démonstrations de politesses infinies. Un repas splendide fut servi, les mets les plus exquis y furent présentés, on y but des vins les plus délicats; le service de la table se fesait par des gens à livrée d'une dextérité parfaite; une musique des plus harmonieuse ajoutait encore à la suavité des alimens recherchés. Des femmes d'une beauté ravissante, mariaient leurs chants mélodieux au son des instrumens divers, d'où il résultait un concert enchanteur qui aurait charmé les Dieux. A l'issue du dîner, on passa dans une pièce voisine, où elles exécutèrent sur le piano des morceaux choisis qui causaient de délicieux ravissemens. La conversation s'établit ensuite sur des objets frivoles, et s'anima singulièrement par les propos galans, et les timides agaceries de ces sirènes enchanteresses. On parlait de toilette, de la nécessité impérieuse de suivre exactement le cours des modes, de la commodité des équipages, de l'ennui attaché à l'opulence, du danger d'épuiser toutes les sensualités, des vétilleries du ménage, et du dédain que les personnes de certaine classe et d'un certain rang, devaient avoir pour l'économie domestique. Les regards se tournaient volontiers du côté de la marquise de Cayada, dont on admirait surtout la candeur et l'extrême réserve. Ayant une idée confuse de cette marquise intéressante, je m'en approchai avec une crainte respectueuse, et lui demandai si elle ne se rappelait pas de m'avoir vu quelque part? — Non, monsieur, me répondit-elle, avec une espèce d'embarras et une pudeur empruntée, je ne crois pas vous avoir jamais vu; il n'y a que six mois d'ailleurs que je suis en France, et depuis mon retour j'ai presque toujours habité la campagne. — Serait-ce une indiscrétion de vous demander le pays étranger que vous habitiez. — L'Angleterre, monsieur. — Eh bien! madame, c'est probablement en Angleterre que j'ai eu l'honneur de vous voir. — Puisque vos questions sont si pressantes, je vous demanderai à mon tour des détails sur le pays que vous vous vantez de connaître : dites-moi seulement, je vous prie, combien il y a de salles de spectacle à Londres? — Comme j'allais rarement au spectacle, je serais embarrassé de vous répondre. — Vous avez voulu m'en imposer, j'en suis maintenant convaincue ; ne dissimulez plus davantage, et avouez franchement que vous ne me connaissez pas plus que je vous connais. — Cela n'est pas possible ; vous avez encore, madame votre maman. — Non, monsieur, il y a dix ans que j'ai eu le malheur de la perdre. — Votre bonne maman alors? — Cette dernière est pareillement morte depuis longtemps. — Ne faisiez-vous pas votre société habituelle d'une dame qui en prenait le titre? — Je ne m'en rappelle aucunement. — En ce cas, madame, je vous demande pardon de ma méprise. — Monsieur, il y a moins de mal que si vous y mettiez plus d'obstination. — Était-il possible de pousser aussi loin l'effronterie ! C'était Adèle, je ne pouvais en douter, et néanmoins sa contenance m'en imposait tellement, que je n'osais lui rappeler une circonstance qui l'aurait confondue dans ses dénégations; une espèce de honte me fesait rougir de mon ancienne duperie, et m'empêchait de donner un libre cours à mon ressentiment. Cette prétendue méprise fut même signalée comme une gaucherie de ma part, dont la fourbe marquise sut tirer un parti avantageux; elle mit les rieurs de son côté, et je m'aperçus qu'elle triomphait encore une fois de mon inexpérience et de ma naïveté. Excité par un mouvement audacieux, j'allais cependant éclater, mais des réflexions tant soit peu sages et la majesté du lieu m'en imposèrent; je me retirai en me reprochant ma faiblesse et ma pusillanimité. Quel contraste choquant dans le même caractère! j'osais tout entreprendre et tout braver, je suivais mes desseins avec un entêtement et une opiniâtreté irrésisbles, et une femme me fesait trembler par son audacieuse fourberie.

Le lendemain à mon réveil, je reçus un billet de la Vicomtesse, dans lequel elle m'invitait de nouveau à dîner, en me reprochant la précipitation que j'avais mise dans mon départ ; et dans le post-criptum, elle m'invitait à remettre cinquante francs au porteur pour mon dîner de la veille, en m'observant que cette réclamation était fondée sur un usage consacré par une longue habitude, auquel souscrivaient tous les gens distingués qui fréquentaient sa maison. Ma confusion de la veille avait été cause que je n'avais pas offert mon tribut, ayant déjà souscrit à cet usage impérieux. Quoique ces dîners se payassent chèrement, je répondis à cette dernière invitation dans le dessein d'humilier la marquise Adèle.

Cette fois, j'étais décidément résolu à dévoiler sa fourberie et l'usurpation d'un titre qu'elle flétrissait insolemment; mais cette séduisante hypocrite eut le bon esprit et la prudence de m'éviter, et elle m'évita même avec tant de soin que je ne l'ai plus jamais rencontrée. Ce dîner offrit autant de charme et de gaîté que le premier ; il y avait d'ailleurs la même somptuosité. Je promis de suivre cette société encore plus intéressée qu'intéressante, le plus souvent qu'il me serait possible ; si elle m'était onéreuse sous un rapport, elle m'était profitable sous une infinité d'autres. En effet, que ne gagne pas un jeune homme à écouter une conversation variée, toujours agréablement soutenue, des saillies remplies de finesses, des plaisanteries d'une admirable malignité. Une susceptibilité rigoureuse condamnerait sans doute quelques propos licencieux de ces charmantes conversations; cependant la tolérance du dix-neuvième siècle, n'est pas plus inflexible que celle qui souffrait l'établissement des *cours* d'amour, où des dames de la première distinction, se permettaient souvent des réflexions badines dans leurs graves décisions. Si le siècle des lumières est moins indulgent qu'un siècle où la civilisation ne fesait encore qu'éclore, je m'adresserai à l'archevêque de Malines, qui m'absoudra bien certainement.

Il y avait plusieurs semaines que je n'avais vu mon grand-maître des cérémonies, lorsqu'il vint prendre sa part de mon dîner. Je lui parlai de mon introduction chez la Vicomtesse, et il m'assura que c'était à sa recommandation seule, que je devais l'accueil bienveillant de cette dame obligeante. J'allais lui reprocher son indifférence, mais il me prévint en faisant l'énumération des parties de plaisir auxquelles il avait été appelé; il y en avait dans le nombre qui auraient fait rougir tout autre, auquel il serait resté quelque pudeur et qui n'aurait pas foulé aux pieds la morale, ses préceptes et même les plus grossières convenances. J'avais un penchant si décidé pour les excès de tout genre, que je reconnu ses fautes en applaudissant à ses déréglemens. Je lui témoignai de plus, mes regrets de ne l'avoir pas secondé, en lui observant combien je trouvais d'ennui et de monotonie dans la restriction de mes jouissances. Il crut pouvoir les varier, en m'engageant à l'accompagner dans une société soi disant honnête, où l'on jouait ordinairement gros jeu. Cette proposition ne pouvait manquer de me sourire, n'ayant pas encore couru les nobles chances attachées à ce genre ruineux de spéculation. Sous le prétexte que mon officieux ami avait oublié sa bourse, il m'emprunta la mienne, et nous partîmes. Je fus reçu avec une bienveillance qui m'aurait surpris, si elle n'avait pas été la même partout où je marchais sous de sembables auspices. Les jeux s'établirent, et un individu me proposa familièrement une partie d'écarté, dans le dessein seul de nous distraire et de nous désennuyer, il ne voulait jouer que vingt sols. Un bonheur sans pareil me favorisait, mon adversaire si doux, si gracieux auparavant en prit de l'humeur, et me fit la proposition de quintupler nos parties; j'y consentis, et il ne fut pas plus heureux; nous allâmes insensiblement jusqu'à cent francs, il perdit encore. En s'oubliant il passa bientôt de l'aigreur aux insultes, et eu l'impudence d'attribuer mes succès à une cause secrète et coupable. La sortie était chatouilleuse, elle m'offensa grièvement, car sous les rapports de la délicatesse, je puis me flatter de n'avoir jamais compromis ma loyauté Les invectives redoublèrent et furent portées si loin, que je souffletai ma victime. Aussitôt la frayeur s'empara des esprits, tous s'effrayaient de mon couroux, non pas sans motifs, parce qu'en cas de riposte, ma colère était tellement montée, que j'aurais écrasé le perdant sous les objets, qui me seraient tombés sous la main. Il fut plus prudent que je l'aurais cru, il se contenta seulement de me demander satisfaction, ce que je lui accordai de très-bonne grâce. Cette circonstance aussi fâcheuse qu'inattendue, dissout la société spéculative, mon ami, ou celui qui s'en était donné le titre pompeux, me rejoignit, et comme il aimait singulièrement le vacarme et le tumulte, il ne manqua point d'applaudir à mon énergie. Nous cheminions ensemble, ne sachant où diriger nos pas et finir notre soirée, lorsqu'il lui vint l'idée de compter nos bénéfices; il avait été presque aussi heureux que moi, et ni l'un ni l'autre ne voulions fonder une caisse d'épargne. Celui-ci toujours fertile en expédiens, n'eut pas besoin de songer long-temps pour nous trouver une destination. Je m'abstiendrai de donner aucuns détails sur cette démarche honteuse, indépendamment du scandale qu'elle causerait, elle reverserait encore de l'odieux sur mes autres actions.

En sortant du lieu sacrilège où de brutales impulsions nous avaient poussés, nous allâmes chez moi attendre le joueur insulté, qui devait venir me demander une honorable réparation. Je mandai mon maître d'armes, afin de m'exercer utilement et de lui arracher quelques secrets, qui tiennent au charlatanisme de cet art éventuel. Il m'avait souvent vanté des coups infaillibles, qu'il ne fesait ordinairement connaître qu'à l'extrémité et dans un pressant besoin. Je le convainquis de l'urgence, et plusieurs flacons d'un vin capiteux l'engagèrent à m'initier dans ses précieux mystères. L'heure décisive étant près d'arriver, ne voulant pas être pris sur mon essai élémentaire, je renvoyai mon professeur que j'avais mis dans le cas de faire plusieurs écarts le long de sa route. Ne pouvant répondre de l'issue d'un combat qui devait être opiniâtre et violent, je réglai mes affaires, et comme mon ami paraîssait me témoigner un vif intérêt, je lui désignai quelques objets de prix dont il pouvait s'emparer si je succombais. Je déjeûnai avec la sobriété d'un duelliste qui veut conserver du sang-froid dans l'action, et attendis de pied ferme mon provocateur. Six heures environ s'étant écoulées après l'époque assignée sans qu'il parût, je commençai à douter de sa bravoure; mon témoin dont le zèle était aiguillonné par l'espoir de recueillir avant partage une partie de ma succession, regrettait de n'avoir pas exigé le nom et l'adresse de mon timide adversaire. Il voulait que nous allassions le retrouver le soir même dans la maison où le choc avait eu lieu ; mais je lui observai qu'il avait été assez molesté, sans aggraver davantage son humiliation par de nouvelles insultes.

La prudence et la sagesse de mon adversaire ayant dissipé mes inquiétudes, (qui n'en a pas dans une circonstance aussi chanceuse ?) nous cherchâmes de nouveaux moyens de dissipation. La satiété amenant ordinairement le dégoût, notre option était souvent difficile. Lorsqu'on a épuisé toutes les ressources de la débauche, on est bien malheureux, si on ne peut pas inventer de nouvelles jouissances. Dans cette alternative gênante, je penchais pour le dîner de la veille, toujours dans l'espoir de rencontrer la marquise Adèle; mon héritier désapointé, résistait à mes désirs, en faisant naître des obstacles que j'aurais encore pu lever facilement. Eloignant mon projet avec des motifs secrets, vraisemblablement plausibles, il me reprocha mon indifférence, et blâma mon éloignement de femmes charmantes, dont le commerce était préférable à tous les essais que j'avais fait jusqu'alors; il voulait me parler des coulisses et des charmes qu'elles offraient. Il me proposa en conséquence de m'y introduire, et de m'aboucher avec les héroïnes qui les décorent et les embellissent. M'assurant au surplus que je ne prendrais rang dans le grand monde que quand je me serais immiscé dans le cœur d'une actrice. Il aurait fallu moins de bonnes raisons pour me convaincre; la nécessité de cette entreprise étant démontrée, je témoignai le plus vif désir de la réaliser. Mon admission fut aussi prompte que facile, marchant sous les auspices d'un ancien initié pour lequel on avait encore quelques égards. Quelques signes des yeux intelligibles, pour ces femmes exercées aux savantes intrigues, suffirent pour leur faire comprendre qu'on pouvait créer de belles espérances sur ma bonhomie. Ainsi je fus bientôt à l'aise dans la société lyrique, où j'étais déjà aussi considéré que si j'avais été un directeur de théâtre. Mon insidieux mentor me donna les instructions nécessaires, en me fesant remarquer plusieurs personnes de distinction devant lesquelles il était indispensable de se tenir en réserve. Ayant l'habitude de payer beaucoup plus chèrement les bonnes grâces, on avait pour eux la considération réservée aux favoris de premier ordre. Ne connaissant point cette division bizarre, il me l'expliqua en m'annonçant que je ne pouvais espérer d'être classé que secondairement, puisque lui-même n'était plus qu'un objet de complaisance, auquel on ne s'intéressait qu'en raison de ses anciennes prodigalités. Semblable à Mahomet dans son voluptueux paradis, je déterminai ma préférence, et de la franchise, et des promesses, éveillèrent les sentimens de l'objet de mon exclusive prédilection. Plusieurs entrevues et quelques preuves de libéralité achevèrent de couronner mes desseins. Cependant, comme ma princesse partageait ses faveurs, et que sa magnificence dépendait des largesses prodigieuses d'un favori de premier ordre, j'avais été obligé de souscrire à des conditions qui n'étaient rien moins que déshonorantes : car il fallait me retirer sans cesse, et si je venais à être apperçu dans ma retraite, me contenter du simple titre de cousin, dont j'étais obligé de jouer le triste rôle. Pour comble de malheur, elle avait su m'inspirer de l'amour. Lorsque j'assistais à la représentation d'une pièce où elle remplissait un rôle quelconque, mes applaudissemens redoublés retentissaient d'un bout de la salle à l'autre, et cela même dans des instans où la faiblesse de son jeu aurait mérité le blâme. Non-seulement je l'admirais, mais encore je forçais mes voisins qui, par complaisance ou par crainte, joignaient des suffrages à mon enthousiasme. Cette liaison scandaleuse ne m'avait point occasionné jusqu'alors d'énormes sacrifices, mais le comte de *** son généreux dispensateur, en caducité depuis l'âge de 25 ans, étant mort en consomption, je fus obligé de suppléer à ses largesses, pour en effacer la mémoire. Tantôt c'était un terme de loyer qu'il fallait avancer, ou la pension d'un frère ou d'une sœur qu'il fallait payer; on ne souffrait aucun contraste dans l'ameublement, le meuble vieux ou d'un goût antique, venait-il à être condamné dans un examen rigoureux, il fallait le remplacer par un autre d'un goût moderne. L'article des cachemires, et des autres objets de luxe et de fantaisie, n'était pas la moindre de mes charges. J'omets dans ce tableau des petits riens, que je classe au nombre des dépenses accidentelles, tels que les parties de campagne, les voyages, le loyer de la maison de plaisance de Passy, etc. Ayant fait un jour la récapitulation de mes dépenses avec mon intendant, je fus effrayé de l'énormité du déficit, et inventai dès-lors un stratagême pour rompre avec les formes les plus honnêtes, une liaison qui m'avait été si funeste et si préjudiable.

Ce fut dans la jalousie, ce sentiment si vif et si bouillant, que je cherchai un prétexte de rompre irrévocablement un commerce aussi immoral qu'illicite. Je m'étais aperçu que mon intendant jetait de temps en temps des regards de complaisance sur mon héroïne enchanteresse. J'avais remarqué ses propos galans, ses gracieuses prévenances et le grand empressement qu'il mettait à devancer ses désirs. Loin de me plaindre et de laisser éclater la moindre indignation, je lui facilitai au contraire tous les moyens de se rendre encore plus officieux. Chaque jour il fesait un pas dans le cœur de la perfide; chaque jour aussi il excitait son insatiable cupidité par l'étalage de son aisance, fruit de ses épargnes, ou plutôt de ses rapines. Je leur ménageai plusieurs entrevues en alléguant des affaires ou des occupations qui m'avaient empêché de me trouver chez moi aux heures indiquées. Les choses prenaient une marche admirable ; j'annonçai que j'allais passer quelques jours à la campagne, c'était simplement une feinte qui devait m'être aussi propice, qu'elle a été souvent disgracieuse à certaines personnes malheureuses. Je partis effectivement, mais avec l'intention de revenir le soir même pour surprendre ces cupides amans dans un entretien délicieux. A mon arrivée, une paix profonde, une tranquilité parfaite régnaient dans la maison : j'y pénétrai mystérieusement avec toutes les précautions usitées. La circonstance était encore plus favorable que je m'y attendais, l'un et l'autre étaient assis à une table magnifiquement servie ; leur surprise fut semblable à leur frayeur, ils voulaient s'excuser, et ils ne fesaient que balbutier quelques mots insignifians que j'entendais à peine. Je débutai par un grand vacarme, je criai, je menaçai, et terminai mon emportement, par ordonner à celle dont les charmes avaient tant de fois bouleversé mon âme, de se retirer aussitôt, et de ne plus jamais offenser mon cœur par sa présence. J'avais bien envie de renvoyer également mon avide intendant, mais suivant ses comptes, il restait un arriéré que je n'aurais pas pu lui solder, sans éprouver une cuisante douleur.

Ayant la sotte imprudence de croire au bonheur qui me rendait les chances du jeu favorables; j'allai dans l'endroit où j'avais eu une si violente affaire, avec la folle assurance de réparer mes sottises. A peine étais-je entré, que celui avec lequel j'avais eu un démêlé vint à ma rencontre. Bonsoir, me dit-il avec une apparente effusion de cœur. « Je ne suis pas allé vous trouver parce que je me suis repenti de mes torts; et d'ailleurs, croyez-vous sincèrement que la chose en valait la peine? Ne vaut-il mieux se passer réciproquement de légères fautes, que d'avoir continuellement le couteau tiré l'un sur l'autre. La philosophie dont les maximes sont si sages et si réservées doit nous servir de gouvernail dans ces momens de fougue et d'effervescence, sans quoi nous ébranlerions l'édifice social jusques dans ses bases. Pour vous prouver le cas que je fais de ses précieuses maximes, je vous inviterai le premier à la réconciliation, et pour qu'elle soit complète, nous allons, si vous le voulez, faire notre partie ensemble. » Déconcerté, surpris, étonné, j'acceptai avec autant de dédain que de pitié, l'offre pressante de cet homme ignominieux; nous commençâmes à jouer, et le début me fut du plus mauvais augure. Piqué des premiers revers j'intéressai les parties en suivant la progression de la perte. La chance me fut toujours aussi funeste;

ayant perdu l'argent que j'avais, je jouai sur parole, et perdis énormement. Emporté par un impitoyable courroux, je m'abandonnai entièrement à ma colère, et accablai mon adversaire d'injures et de reproches insultans. Celui-ci d'une adresse exercée, ne me répondit qu'avec la circonspection d'un joueur consommé. La rage et la douleur dans l'âme, je quittai en désespéré cet infâme lieu, et revins chez moi gémir sur mes folies et mes funestes imprudences. Je passai la nuit en proie aux regrets et aux souvenirs importuns qui m'assiégeaient en foule. A peine étais-je levé que la présence de mon adversaire astucieux, vint aigrir les tourmens qui me dévoraient. Bonjour, me dit-il avec un ton doucereux et soumis : « Je viens toucher la dette sacrée, que vous avez contracté hier soir envers moi, vous êtes trop rempli d'honneur pour que je ne compte pas sur ce faible objet. » J'acquittai ce faible objet qui se montait néanmoins à mille écus, et invitai mon ravisseur à s'éloigner bien vite, s'il ne voulait pas avoir de nouvelles preuves de ma violence.

Mon perfide ami arriva sur cette entrefaite douloureuse, et loin de me plaindre en partageant mes peines, il ne fit que les augmenter, en me reprochant mon imprévoyance et ma maladresse. Il ne voyait plus qu'un moyen de me sauver et de réparer mes pertes énormes; (c'était un de ceux qui l'avait ruiné complètement.) Il s'agissait de courir d'autres chances, et de confier sa fortune au noble ou plutôt à l'épouvantable jeu de la roulette : son opinion était qu'avec mille écus seulement, je pouvais en gagner cent mille. Insensé que j'étais, j'accueillis encore cette fatale proposition, et vis en un instant mes illusions disparaître, et mes espérances s'évanouir. De nouveaux reproches augmentèrent encore mon deuil; je n'avais pas su saisir les veines heureuses ; mon inapplication, mon étourderie et mes folles combinaisons avaient seules déterminé ce dernier échec. Aigri par de telles impertinences, je l'engageai à fuir dès ce moment ma présence, et à rompre toutes ses communications avec moi. C'était bien certainement lui qui était la cause principale de ma ruine! Que n'ai-je eu recours plutôt à cette mesure efficace!.

Par mes excès, mes débauches et mes déréglemens, j'avais dissipé une fortune qui aurait fait le bien-être de plusieurs familles. Quels remords affreux! quels regrets! quelle abominable injure, je faisais aux mânes d'un parent, qui m'avait confié le produit de ses longs travaux, de ses sueurs, de ses épargnes, et de ses efforts! Pouvais-je supporter encore la lumière? En étais-je digne? Mesurant de sang froid l'immense étendue de mes fautes, je ne voyais devant moi, ni rémission, ni salut : l'ombre de mon oncle me poursuivait sans relâche ; à chaque instant elle me demandait compte de mon infâme conduite. L'opinion m'écrasait de son dédaigneux mépris : entièrement souillé, je m'étais recouvert de l'opprobre le plus honteux. Triste, morne, silencieux, harcelé par d'abominables pensées, je m'enfonçai dans une pièce de mes appartemens séparée des autres : le mystère enveloppait mes noirs desseins: envisageant la mort sous toutes ses faces, ses couleurs hideuses, ne m'effrayèrent aucunement. Je me familiarisai avec elle, et l'appelai vainement à mon secours, pour me délivrer du poids énorme de la vie, et de la honte qui avait rejailli sur moi. L'immortalité de l'âme, sa destination, l'idée des chatimens et des récompenses éternelles, éloignaient mon coupable projet ; mais d'illustres suicides affaiblissaient cette influente considération. Ayant saisi l'arme qui devait servir à l'exécution de mon sacrifice, je la considérai sans aucune émotion; l'ayant disposée, je suspendis le coup fatal pour jetter un regard derrière moi, il me fit frémir d'épouvante. Mes jours étaient odieux, mon nom aurait été flétri mille fois, si mon insolente vanité ne l'avait point rejetté. Terrible ambition, sentiment si impétueux, si opiniâtre et si déréglé, que tu enfante de chagrins, de douleurs et de tourmens! Je ressaisis l'arme fatale qui m'était échappée; puis levant les mains au ciel, j'invoquai le pardon du suprême arbitre des destinées du monde, et j'allais trancher mes jours, lorsque je crus entendre une voix céleste, qui me criait avec l'accent du tonnerre! « Arrête insensé! que vas-tu faire? Tu veux disposer de ta vie, elle ne t'appartient pas, tu n'es encore que coupable et tu vas devenir criminel! » Éclairé par cet avertissement divin, j'abandonnai entièrement mon infâme projet.

CHAPITRE X.

Revenu de ma stupéfaction et de mon étonnement, je ne pensais plus qu'à la conversion que je devais faire, et pour l'opérer plus efficacement, je remontais aux principes de la morale, pour l'établir sur des bases indestructibles. Mon repentir n'était plus équivoque, et mes remords étaient infinis : la journée qui suivit celle où je voulais achever de me déshonorer et de me flétrir, je la passai en entier, dans le recueillement et la méditation ; plusieurs fois j'adressai ma prière au suprême dispensateur, en invoquant sa divine miséricorde ! je me trouvais confondu et anéanti dans mes tristes pensées ; n'étant plus échauffé que par quelques étincelles d'ambition, mon orgueil et mon insolente vanité s'étaient considérablement abaissées. J'étais déterminé à faire disparaître le luxe audacieux qui m'environnait, et à éloigner de ma maison une horde de désœuvrés et de fainéans qui avaient contribué si puissamment à mes désastres domestiques. Pendant ces réflexions salutaires, je me contentais seulement d'une habitation modeste; j'adoptais un autre genre de vie, et avec les débris honteux de ma fortune, je voulais m'appliquer à l'étude, mériter la confiance du gouvernement et un emploi au-dessous duquel je resterais toujours, sans connaissances et sans moyens; ce dernier plan de conduite me paraissait irrévocable et je sortis de chez moi, solidement affermi dans cette efficace résolution.

Je montai à cheval et fus au bois de Boulogne, combiner plus à mon aise, mes moyens d'exécution; j'en avais presque fait le tour sans avoir été distrait par aucun événement malencontreux, lorsque j'aperçus un cheval ne sentant plus ni le mord, ni la main, qui emportait une jeune personne au travers des épines et des buissons; un cavalier (c'était son père), courait après, mais sa course était trop lente, ou trop incertaine; d'ailleurs glacé de terreur, il ne conservait plus ni raison, ni sang-froid et se confiait au hasard en désespéré. Ne doutant point que cette jeune demoiselle ne fut bientôt victime de son inexpérience, ou de la fougue de son intrepide coursier, je piquai des deux, et m'élançai sur ses traces avec la rapidité de l'éclair. J'abrégeai le chemin autant qu'il me fut possible, par la direction que je pris, et l'eus bientôt rejointe : je saisis son cheval par la bride, et comme je ne pouvais l'arrêter sans donner à celle qui le montait une secousse qui l'aurait inévitablement renversée; nous courûmes ensemble quelques centaines de pas, et je fus ensuite assez heureux pour le maîtriser et le porter peu-à-peu à un degré de lenteur, qui mettait la jeune personne hors de danger. Je la desendis ensuite, et elle était complètement évanouie lorsque son père nous rejoignis. Nous lui prodiguâmes de concert les secours nécessaires, et même ceux de l'art, parce que je me ressouvenais encore de quelques remèdes pour les évanouissemens; revenue à elle, jetant des regards effarés sur moi, elle demanda à son père qui j'étais; et dès que ce dernier lui eut assuré que j'étais l'individu auquel elle devait la vie, elle me témoigna sa reconnaissance avec autant de modestie, que de candeur; on envoya chercher une voiture où on la fit monter aussitôt. Le père pénétré du service important que je venais de lui rendre, voulut savoir mon nom, me donna le sien, en me faisant promettre de venir le voir souvent, et de considérer désormais sa maison, comme la mienne, puisque dès ce moment il me regardait avec la même affection, que si j'étais son propre fils. La demoiselle fit quelques gestes d'approbation qui me charmèrent d'autant plus, qu'elle semblait extrêmement jolie; nous nous séparâmes après ces marques réciproques de politesse et de reconnaissance.

Cet événement sembla vouloir changer mes affaires de face; je venais de sauver la fille d'un riche banquier, et sa jolie main me paraissait une recompense naturelle, à laquelle je pouvais justement prétendre il ne me restait plus que le soin de lui plaire, sans doute que je devais y parvenir, ayant débuté par acquérir d'aussi beaux droits dans son esprit. La réalisation de ce projet, le moins insensé peut-être de tous mes autres projets, remontait mes affaires, et m'assignait de plus un rang recommandable dans la société; c'était aussi un moyen infaillible d'anoblissement; car tout le monde sait que la naissance n'est plus maintenant qu'un avantage frivole, et que comme les vapeurs de la Seine, ont déjà produit des titres fameux, il n'est pas en France un citoyen qui n'ait droit de prétendre à d'illustres faveurs. Rentré chez moi, je me contentai seulement dans mes réformes, que je comptais généraliser, de renvoyer enfin mon intendant, mon cuisinier et les artistes de toute espèce avec lesquels j'avais pris des engagemens ; mes cent mille écus, n'étaient pas entièrement dissipés, et au moyen de l'ordre et de l'économie, j'esperais pouvoir attendre un mariage qui ne viendrait jamais trop tôt pour relever une fortune dont il ne me restait plus que des débris.

Le lendemain je m'empressai d'aller demander des nouvelles de mon intéressante amazone. La mère que je n'avais pas encore vue, se jeta pour ainsi dire à mes genoux, se confondit en remercimens, en m'offrant tout ce qu'elle avait de plus précieux, pour s'acquitter d'un si grand service. C'était une femme savante, elle me parla en conséquence de la générosité et du dévouement, avec un pathétique d'expressions, qui me saisit d'étonnement. Elle expliqua les causes principales de cette action généreuse, et en déduisit la preuve la plus certaine d'une grandeur d'âme infinie. Enfin; après avoir discouru longuement sur les causes et les effets de cet événement, elle m'apprit que sa fille avait passé une nuit affreuse, dans une agitation continuelle et des convulsions qui avaient résisté à l'influence des calmans les plus salutaires; qu'un délire actif avait été la suite de la catastrophe de la veille : quelle se reposait alors, après les violentes secousses qu'elle avait éprouvée : et qu'il serait imprudent de la distraire, avant que le sommeil eut calmé ses sens remués et bouleversés, par l'affluence surprenante des chimères et des pensées fantastiques, qui l'avaient assiégées. « Ma fille, continuait cette mère noyée dans le cahos de l'érudition, ma fille, d'une organisation forte en apparence, a le moral infiniment faible et délicat; la sensitive et l'expansive de son âme, lorsquelles élaborent produisent des phénomènes incohérens bien au-dessus de la compréhension humaine. Le mécanisme intelligent de son être spirituel, est actif et laborieux, et dès que son génie fermente, les émanations qui en résultent loin de se combiner dans un ordre parfait ou régulier, se confondent et jetent spontanément son esprit dans le désordre, le vague et l'immensité; cependant j'espère bientôt par mes efforts, et mes soins assidus, régulariser cette machine pensante et raisonnable. Si les ressources me manquaient pour opérer ce grand et sublime projet, je ne dédaignerais point les grands maîtres. Les philosophes anciens et modernes, m'offrent une partie des moyens que je me propose de mettre en œuvre, si mes ressources personnelles sont insuffisantes. D'ailleurs je suis déterminée à suivre mon dessein avec obstination, et je ne doute pas que je remplisse glorieusement ma tâche. Désirant que ma fille approfondisse toutes les sciences, je suis devenue son maître, et je n'ai qu'à me louer des efforts qu'elle a fait jusqu'à ce jour pour seconder mes estimables projets; elle a heureusement profité de mes leçons, je ne doute nullement qu'elle soit un chef-d'œuvre de perfection, lorsqu'elle sortira de mes mains, et que ses talens ne fassent les délices de l'époux que je lui destine. Cet être fortuné, c'est vous, Monsieur, je ne connais point d'autres moyens de payer votre noble dévouement; c'est avec un vrai plaisir que je vous fais cette proposition, présumant bien, que vous vous rendrez digne dé ma confiance, et que vous n'abuserez jamais d'un dépôt aussi précieux. » Je promis de ne point abuser, remerciai cette dame incompréhensible de son offre, qui me causa moins de joie, que je l'aurais cru, effrayé de la *sensitive et de l'expansive*. Mais la fortune, ce mobile si puissant, me détermina en partie, en dissipant mes craintes et mes frayeurs ; une femme qui ne quittait point la malade annonça qu'elle était éveillée, que le sommeil avait rétabli le calme dans ses sens et qu'elle se trouvait beaucoup mieux ; je fus introduit dans sa chambre, elle me réitera sa reconnaissance et je me retirai.

Je continuai ainsi de rendre mes visites tous les matins sans infiniment d'amour, uniquement guidé par la cupidité et le sordide intérêt qui meut les hommes, surtout ceux qui veulent à tout prix réparer leurs sottises et leurs imprudences. Je ne tardai pas à bien connaître la famille dans laquelle j'allais être admis ;

le mari était d'un caractère faible, sans moyens, sans force et sans aucune énergie; esclave des caprices et des volontés de deux femmes qui s'étaient rendues les arbitres de toutes ses actions, elles le conduisaient et le dirigeaient dans toutes ses démarches; heureux encore quand elles ne se déchainaient pas contre lui en même temps : il ne faisait de représentations que quand il avait la tête montée, et qu'il se décidait à soutenir le choc. Dès-lors il était traité d'ignorant, de maladroit, d'imbécile, et c'était en public qu'il recevait communément ces outrageantes qualifications. Il y avait autant d'injustice que de témérité dans ces indécentes sorties, parce qu'il avait au moins le talent de gérer habilement; et sans le désordre introduit dans sa maison, les nombreuses prodigalités tristes et déplorables effets de la vanité et de coquetterie de ces deux femmes, il serait devenu le premier financier de l'Europe.

Mme *** indépendamment du ridicule causé par ses insipides prétentions aux sciences, son inclination à la philosophie, s'occupait encore de la politique; elle croyait pouvoir se fortifier dans cette science difficile, entièrement indépendante des occupations de son sexe, en conversant et s'identifiant même avec des publicistes et des diplomates qu'elle recevait habituellement. C'étaient des romanciers politiques qui la préparaient à la connaissance de ces arides matières. A l'aide de leurs secours et de leurs ténébreuses lumières, elle se flattait de connaître le secret des cabinets, d'avoir des notions particulières sur les congrés, et elle n'éprouvait pas de plus grande satisfaction, que quand elle pouvait citer les noms de quelques plénipotentiaires; elle aimait à censurer les actes de son gouvernement, à exercer sa critique impudente sur la conduite et la vie privée de ses agens, et surtout à accabler d'injures les amis les plus sincères et les plus fidèles de la monarchie. Elle vantait l'opposition, et donnait à ses chefs un caractère de patriotisme qui les élevait jusqu'à la célébrité ; elle avait également des prétentions à la beauté, et l'empressement que certains patriotes mettaient à l'entretenir dans cette séduisante erreur, pouvait donner l'allarme à son malheureux époux.

La fille possédait un caractère plus bizarre encore ; elle joignait aux ridicules et aux insupportables manies de sa mère, les vapeurs, les palpitations, les évanouissemens et les convulsions. Elle excellait dans l'artificieuse adresse d'augmenter ou de diminuer la violence de ses accès, selon qu'on lui opposait d'obstacles dans ses desseins. Son humeur variait suivant les impulsions fantastiques de sa volonté, au gré de ses caprices immodérés : autant elle était gaie et joyeuse quand elle avait tout obtenu, autant elle était triste et mélancolique quand on lui opposait de la résistance. Absolue, souveraine même, toutes les difficultés devaient s'applanir devant elle, et les obstacles disparaître ; sinon elle tombait subitement dans de violentes frénésies qu'elle attribuait à des causes particulières, à la faiblesse ou aux vices de son tempérament. Elle était jolie, mais c'était une beauté acerbe, sèche et orgueilleuse qui n'avait rien d'amiable et de gracieux; sa taille était avantageuse, mais l'affectation en détruisait la majesté; elle avait trop souvent recours aux ressources de l'art, et ne savait pas assez tirer partie de la simplicité et de l'élégance naturelles qui embellissent, et dont le précieux coloris ne souffre jamais aucune altération. La moindre de ses actions se ressentait de cette excessive affectation, et son langage, ses gestes, ses manières, en portaient communément la ridicule empreinte.

Elle était esclave des modes qu'elle outrait à l'infini, en leur fesant subir arbitrairement des innovations, qui décélaient son extravagance. Elle avait appris la musique, et au lieu de se servir des instrumens les plus convenables à son sexe, elle choisissait de préférence ceux des guerriers, et préférait l'harmonie bruyante et tumultueuse aux sons mélodieux et ravissans de la harpe et de la guitare. Une manière de danser modeste et décente ne lui aurait pas convenu : elle adoptait plus volontiers la danse de caractère ou celle des théâtres. Ses lectures étaient absolument sérieuses, elle manifestait une répugnance invincible pour les romans, ses auteurs favoris étaient Helvétius, Pascal, Montaigne, Leibnitz et Platon ; ses goûts en général semblaient opposés à ceux de son sexe ; cependant elle en avait au moins toutes les faiblesses. Ici, par exemple, sa faiblesse était extrême, puisqu'elle avait des visions, que des esprits lui apparaissaient, que des démons et des lutins la poursuivaient et l'assiégeaient sans cesse.

Un jour entr'autres, je la trouvai qui pleurait, en prétendant que ce n'était qu'avec une peine infinie, qu'elle s'était débarassée des mains d'un esprit, qui voulait l'emporter. Je lui ai entendu pareillement raconter que les nuits, elle voyait des armées de spectres, de momies et de fantômes, dont elle ne se délivrait que par des cris effrayans; indépendamment de sa croyance au magnétisme, elle croyait aussi aux devins et aux sorciers, les consultait sur l'avenir, et n'avait pas de plus grande joie, que quand elle pouvait aller furtivement écouter les oracles aussi ridicules qu'insensés, de la sybille du faubourg Saint-Germain. Sa superstition était infinie, non seulement elle excluait le nombre *treize* de ses calculs, mais encore elle condamnait les projets conçus le *ven-*

dredi et les autres jours néfastes, qu'elle distinguait dans le calendrier de ses chimères. Sa sensibilité paraissait extrême; au spectable notamment, le moindre effet de théâtre, les efforts burlesques du mélodrame, lui faisaient verser des torrens de larmes : en général elle aimait mieux pleurer en considérant un malheureux, que d'adoucir son sort, en lui portant des secours. Elle voulait que sa santé fut mauvaise et celui qui lui aurait soutenu opiniâtrement le contraire, l'aurait allitée pour quinze jours. Elle mangeait peu ou plutôt elle voulait paraître ne point manger du tout, afin d'attirer la pitié, la commisération et d'avoir plus de moyens de satisfaire sa friandise. Cette dernière combinaison était le comble du rafinement, puisqu'elle payait sa femme-de-chambre pour la nourrir en secret. Je ne sais point si elle était véridique, mais je sais parfaitement que quand on soutenait le contraire de ce qu'elle avançait, elle se jettait dans une frénésie qui emportait conviction. Il était impossible de faire mouvoir les ressorts d'un calcul plus rafiné, plus subtil et plus adroit; ces moyens, perfidemment ingénieux, lui avaient complètement réussi; il lui avaient servi à attirer la pitié de ses parens, surtout la sollicitude de son père, toujours dupe de ses comiques manœuvres. Elle se rendait, au surplus intéressante aux yeux des autres personnes, rien n'inspirant plus d'intérêt que les souffrances d'une jolie femme. L'abondance de ses pleurs était un indice frappant de ses vives émotions, et les cœurs les plus endurcis résisteraient difficilement à de telles provocations

Je remarquais ces défauts et ces nombreux ridicules non en amant passionné, mais en observateur exempt de préventions. La nécessité et le besoin m'engageaient seuls à former une union contre mes goûts, et à laquelle je ne me serais jamais soumis sans peine. Tant de caprices enracinés me causaient un sinistre effroi, et il n'y avait réellement que ma situation critique, qui put me déterminer à un sacrifice qui devait compromettre ma tranquilité, et un bonheur que j'avais eu l'imprudence de laisser échapper. Dans la détresse où je me trouvais, j'étais indécis si je vendrais une partie de mon mobilier, ou seulement des objets de luxe et des choses superflues. La crainte de donner une mauvaise opinion de mes affaires, m'arrêta dans ce dernier dessein; je préférai souffrir et me priver; les privations ont leur terme, et il est un degré de misère où elles ne sont plus que d'un faible secours.

Je me trouvais dans le plus cruel embarras, mes créanciers allaient m'assaillir, et je n'avais que des promesses pour appaiser leur insatiabilité. Ils prenaient déjà de l'humeur, se montraient inflexibles, et leurs réclamations allaient incessamment devenir scandaleuses. Que faire dans cette pitoyable extrémité ? Je me ressouvins d'un usurier, auquel mon funeste introducteur avait eu affaire dans une circonstance pareille. J'allai le trouver, lui fis part de mes besoins en lui expliquant les garanties que j'offrais ; cet homme perfide entra parfaitement dans mes vues, et me fit espérer une somme de dix mille francs ; mais comme il est prudent d'envelopper la plus épouvantable cupidité des couleurs du désintéressement, il m'adressa à un autre usurier dont il ne se disait que l'homme d'affaires ou l'agent. Ce dernier usant de la même tactique, me renvoya à un autre, lequel m'adressa à un de ses amis ; si bien que si je ne m'étais pas aperçu que j'étais le jouet de ces fléaux de l'humanité, j'aurais visité successivement tous les usuriers de la capitale. Fatigué, indigné même de cette affreuse conduite, je revins au premier, auquel je témoignai mon aigreur et mon mécontentement, il s'excusa avec beaucoup d'humilité, m'entretint longuement de son honneur, de sa délicatesse, et par considération pour ma personne, il s'engagea sur parole à faire lui-même les démarches nécessaires pour amener cette négociation à un prompt résultat ; il m'assura qu'il n'était rien moins qu'une tierce-personne dans cette affaire, et que sa conscience, d'ailleurs, ne lui permettrait jamais d'imposer d'aussi dures conditions que celles qu'on m'imposerait, et auxquelles je serais obligé de souscrire. Pendant l'espace de deux ou trois mois, je fus leurré par un vain espoir, et remis de jour en jour, sans apparence de certitude ; enfin mon insidieux charlatan me fit accepter une lettre de change, en m'annonçant que le numéraire était devenu si rare en raison des troubles politiques, qu'il fallait prendre des marchandises pour la somme, sans quoi il désespérait de me rendre service. L'empire du besoin me détermina, et j'étais si pressé que je n'osai rejeter aucune des conditions de cet infâme arbitre. Je reçus dès-lors, en place de numéraire, une pierre fine, estimée mille écus, et le surplus en vins, liqueurs, draps, armes, calicots, mousselines, perkales, etc. Embarrassé de ces marchandises, dont l'évaluation était énorme, je les confiai à un courtier qui ne put en tirer que la moitié de la somme que j'avais empruntée. Je disposai aussitôt de cette somme, en faveur de mes créanciers les plus impatiens et les plus indiscrets, et ne me consolai que par la certitude de pouvoir conclure incessamment un mariage, qui me mettrait au-dessus du besoin et de la médiocrité.

J'avais continué à faire exactement la cour à la personne dont la dot devait m'être d'un si grand secours. Sa santé était parfaitement rétablie, et mon heureux hyménée ne devait plus tarder à s'accomplir.

Tous les premiers lundi de chaque mois, il se donnait, dans la maison du banquier, un grand dîner, auquel j'avais refusé d'assister jusqu'alors, n'aimant point à m'assujettir aux lois bizarres et capricieuses de l'étiquette ; sollicité par mon futur beau-père, pressé par les instances de sa femme, je me décidai enfin à augmenter le nombre des convives, et dès le lundi suivant, je me rendis exactement à l'heure assignée. J'arrivai un des premiers ; vinrent ensuite des personnages de marque, parmi lesquels étaient des députés de la nation, des anciens diplomates, des publicistes et des prélats. L'aspect de ces réunions n'avait rien de riant ni d'agréable, elles étaient exclusivement consacrées à la politique, et la conversation n'embrassait que ces matières, en excluant toutes les autres. Un silence profond régna pendant tout le commencement du repas, je présumai que c'était moi qui le causais ; tous les regards s'étant tournés de mon côté, Mme.** devinant le motif qui retardait la discussion, dissipa les craintes que ma présence pouvait faire naître, en disant que j'étais l'époux qu'elle destinait à sa fille, et qu'elle ne doutait point que je partageasse les opinions politiques de sa famille; aussitôt le moderne Mirabeau ouvrit cette discussion par un discours amphibologique sur les anciens privilèges, en signalant l'indignité des descendans de ceux qui en avaient jouit, et si cruellement abusé; il s'efforçait de démontrer que l'exclusion, la réprobation de cette classe odieuse, était indispensable, sans même qu'on fût obligé de lui tenir compte de son mérite et de ses talens, qui seraient toujours à charge et dangereux à l'état. Un arrogant sophiste chercha à réfuter cette impolitique assertion, mais pour le plaisir seulement d'argumenter, en faisant entrevoir les dangers de la franchise, et la nécessité du machiavélisme ; « lors même que toutes mes actions ne tendraient qu'à l'anéantissement de cette caste oisive nationalement réprouvée, Croyez-vous, que je laisserais transpirer mon dédain? Non, je sauverais encore les apparences, en sachant cacher soigneusement mon implacable animosité. Il est un point beaucoup plus délicat, l'attachement à la dynastie actuelle, aucun de vous n'ignore que j'en suis l'ennemi, et cependant je lui paie de temps en temps un faible tribut, afin de ne point être compris légalement dans la cathégorie des réprouvés, ou seulement dans celle des indifférens. Faites-vous donc une idée précise de la politique, et sachez que l'essence de son esprit exile hautement la franchise, et qu'elle considère une adroite fourberie comme l'indice le plus certain d'un génie transcendant.

« Je partage assez cet avis, répondit un partisan de l'anarchie : J'ai joui de la confiance du vainqueur d'Iéna et d'Austerlitz; il m'a comblé de ses bienfaits, et si je ne fondais pas une nouvelle fortune sur le bouleversement que nous préparons, je cacherais mes sentimens d'amour, de reconnaissance, et même le désir que j'aurais de voir un prince napoléonien remonter sur le trône de France.

« Faites bien attention, répliquait le Nestor républicain, que la prudence et la réserve doivent être les principaux mobiles de notre tactique. Ecoutez mes conseils, leur efficacité vient d'une expérience péniblement acquise; préparons l'insurrection, disposons silencieusement nos batteries, et gardons-nous bien de mettre la mèche au canon, avant de nous être assurés que la pièce a été habilement pointée; ayant fait une étude particulière des révolutions, les ayant suivies dans toutes leurs phases, j'en ai vu considérablement échouer par la maladresse ou l'imprévoyance des conjurés. Flattons l'armée qui nous secondera si utilement, si nous parvenons à la corrompre, accordons-nous dans nos éloges, et prenons surtout garde de ravaler la dignité du soldat qui ne pardonne jamais une insulte, ou une humiliation. Je suis outré de la conduite de nos journaux qui soutiennent inconsidérément qu'une armée est incompatible avec un gouvernement constitutionnel. Combien une faute de ce genre pourrait nous être dangereuse ! combien elle pourrait nous être préjudiciable ! « Nous sommes singulièrement retardés dans notre marche, reprenait un Prélat renommé, le peuple a beaucoup trop de croyance ; il est subjugué par la religion qui paralyse ses elans révolutionnaires, et comme la religion est inhérente à la monarchie, nous ne pourrons renverser l'une sans avoir détruit l'autre. Le christianisme est trop répandu en Europe, et si, par mes subtiles insinuations, je ne parviens à mettre quelques cabinets influens dans nos intérêts, je désespère de l'exécution de notre sublime projet avant un demi-siècle. « Si notre philosophie est goûtée, disait un autre apostat, je soutiens au contraire, que nous recueillerons promptement les fruits de nos peines et de nos généreux efforts. Encourageons les jeunes talens en leur traçant une marche particulière, jetons-les dans des sentiers qui ne sont pas encore battus, accoutumons-les à une théorie tout-à-fait paradoxale ; s'ils sont obscurs, tant mieux, nos initiés se rendront interressans en expliquant leurs pensées. Déployons toutes nos ressources, mettons en œuvre tous nos moyens, il faut, à tel prix que ce soit, affranchir un peuple éclairé, qu'on éblouit par les fausses apparences d'une liberté trompeuse. « Si nous nous servons du peuple pour effectuer nos desseins, répondait un financier de premier ordre, nous prenons envers lui des engagemens qu'il faudra remplir. « Remplir ses engagemens envers la multitude, continuait un fougueux orateur, soi-disant, plébéien, y pensez-vous ? la populace est une machine dont on se sert à propos, mais dont on se moque dès qu'on a le pouvoir, quelle que soit la part qu'elle ait prise dans un bouleversement ».

Restait un diplomate mystérieux, qui s'expliqua ainsi, après avoir écouté attentivement tous les autres : « La révolution universelle, dont nous nous occupons, ne marche qu'à pas lents et tardifs. Tandis que l'Europe entière devrait être insurgée, nous n'en voyons qu'une partie qui ait cherché à briser les liens du despotisme ; nous sommes mal servis, nos agens nous trompent, ou ils ne sont pas suffisamment récompensés ; dans le nord, ils n'agissent point, sous le prétexte qu'ils rencontrent à chaque pas des obstacles invincibles, et dans la Grande-Bretagne, où il y a tant d'élémens révolutionnaires, ils ne déployent que de foibles ressources et n'opèrent point avec ce noble courage, cette mâle fierté qui faisaient l'âme et le nerf des anciennes conjurations. J'avais conseillé de venir au secours des états qui viennent d'acquérir tant de gloire et de droits à notre admiration : la temporisation qu'on a mise à réaliser cet acte de dévouement et d'utilité, a montré combien on faisait peu de cas de mes avis. Vos caisses sont pleines, vos trésors sont immenses, voulez-vous les enfouir ou en disposer ? vous ne le pourrez sans dénoter votre cupide avilissement. C'est un dépôt national, fruit de l'économie et du patriotisme dont vous êtes obligés de rendre un compte fidèle ; je dirai également que je suis indigné de vos lenteurs, nous pouvons être généreusement secondés, et nous n'agissons qu'avec tiédeur et nonchalance. Combien de temps gémirons-nous encore sous l'oppression des rois? Nos neveux nous reprocheront notre faiblesse et nous accuseront, peut-être, d'avoir humilié nos têtes superbes sous le joug odieux de l'arbitraire et de la tyrannie. La liberté ! la liberté ! que ce seul mot fasse tressaillir vos sens, il désigne la majesté du peuple, il renferme l'indépendance, le bonheur et la félicité des nations. » On s'entretint ensuite de la reine d'Angleterre, de sa candeur et de son innocence; et on parla, mais en termes vagues et mystérieux, des révolutions de Naples et du Portugal, et des ramifications étendues qu'elles devaient avoir; on parla également d'une révolution prochaine qui étonnerait d'autant plus l'univers, qu'elle frapperait le despotisme jusques dans ses bases. La soirée étant fort avancée, on se sépara.

Ma situation devenait de jour en jour plus critique, et pour comble de malheur, mon mariage se trouvait encore retardé, mon beau-père fut chargé par ses confrères, d'aller en Espagne, négocier l'emprunt que le gouvernement espagnol avait demandé, et il emmena sa fille sur le désir qu'elle manifesta de voyager. L'un et l'autre me confirmèrent dans mes espérances avant leur départ.

Ce banquier était porteur de dépêches importantes qu'il devait remettre à Quiroga de la part des conjurés français. Ce dernier ayant bientôt reconnu l'initié étranger, l'accueillit avec toutes sortes de démonstrations, lui donna des fêtes brillantes, des repas magnifiques. Ayant remarqué la beauté de sa fille, sachant d'ailleurs qu'elle serait un jour une des plus riches héritières de France, il sollicita sa main pour un de ses neveux, colonel d'un régiment constitutionnel et législateur. Le financier demanda quelques délais pour réfléchir avec sa fille, sur un objet d'une aussi haute importance ; dans l'intervalle, il consulta sa femme, et celle-ci vivement enthousiasmée des actions héroïques et séditieuses des Quiroga, se félicita de rencontrer un moyen aussi direct d'illustration, et le mariage se concluait, tandis que cette femme perfide m'entretenait de mon bonheur futur et s'épuisait en soins, en égards et en procédés. Je n'appris même cette nouvelle fatale que par des bouches étrangères. O comble de l'ingratitude et de la trahison! dès ce moment, je vouai une haine invincible, non pas aux libéraux, parce qu'on trouve un grand nombre d'honnêtes citoyens sous cette dénomination; mais aux ignobles factieux qui se targuent vainement de ce titre, aux ennemis secrets et acharnés des trônes, des principes et de l'humanité; à ces êtres éminemment vils, sortis de la fange, et que la fange réprouve.

Ils m'avaient imprudemment découvert leur âme, et je n'y avais remarqué qu'un tissu monstrueux d'horreurs et d'iniquités. Fléaux dévastateurs des peuples et des états, le désordre, le trouble, la guerre civile, n'ont rien d'effrayant pour eux, ils s'y plaisent comme dans leur propre élément en envisageant leurs résultats horribles sans frayeur et sans émotion ; ils veulent tout sacrifier à une dévorante anarchie dans l'espoir de se placer à la tête de l'anarchie ; comme s'ils ne savaient pas, ces insensés, que les avantages d'une insurrection ne sont que précaires, et qu'on a vu bien des triomphateurs de leur espèce, descendre du capitole pour monter sur la roche tarpéïenne; l'honneur n'est pour eux qu'un vain titre, la vertu une chimère, leur parole une illusion, et leur serment un abus. Ces hommes odieux et leurs parricides émissaires se promènent en Europe avec la torche de la rébellion, et ils incendieront l'Europe, l'univers peut-être, si la terreur qu'ils inspirent ne détermine des mesures extrêmes.

CHAPITRE XI.

Ayant perdu l'espoir de relever ma fortune, au moyen du mariage sur lequel j'avais eu tant de raisons de compter, je ne balançai plus à condamner mon luxe, et à disposer des choses superflues, qui ne servaient qu'à me rappeler le temps de mes coupables dissolutions.

Je serais retourné volontiers habiter l'hôtel de Mme. Brigide, mais j'avais eu tant de torts envers elle, j'avais si essentiellement manqué aux procédés, que je désespérais de pouvoir jamais me réhabiliter dans son esprit. Je me logeai dans un autre endroit, aussi modeste, ayant décidément renoncé au faste et à la magnificence. Mon dessein était d'utiliser mes momens, et de recouvrer par une application rude et soutenue, le temps que j'avais si misérablement perdu pendant mes excès. Je repris mon premier nom et rejetai l'autre, qui n'avait été inventé que par un effort de vanité; je ressentais encore les aiguillons de l'ambition, et pour concilier ce sentiment effréné avec un sentiment vrai et généreux de patriotisme, je me livrai définitivement à l'étude, afin d'acquérir des lumières qui me missent dans le cas d'être bientôt utile au gouvernement et à mon pays. Ma conduite était évidemment régulière, je faisais rarement de sottises, d'ailleurs mon penchant à l'étude et au recueillement, donnait à ma retraite des charmes infinis. J'avais alors assez de discernement pour distinguer le bien du mal, et le bon du mauvais; je commençai à apercevoir les premiers rayons de la vertu, et pris dès ce moment l'inflexible résolution de donner aux actions de ma vie une direction toute nouvelle, en ne considérant plus les revers que j'éprouverais, que comme de légitimes châtimens, imposés par celui seul qui connaissait toutes mes actions.

Je reçus une lettre d'un officier-général, aussi recommandable par son mérite que par sa sagesse et sa prudence. Il avait servi avec mon oncle, et c'était au nom de l'attachement qui les avait tenus long-temps dans une parfaite intimité qu'il m'offrait sa protection et ses conseils en me pressant d'aller le voir. Je ne négligeai point cette heureuse occasion, et fus aussitôt lui rendre mes devoirs. Ma présence sembla lui causer une vive satisfaction ; il avait été étroitement lié avec mon oncle, et il se plaisait à remarquer sur ma physionomie, les traits de famille qui pouvaient le lui rappeler. Il avait entendu parler de mes excès et de mes débauches; il me les reprocha, mais avec beaucoup de ménagement ; ses remontrances étaient pleines d'aménité, de douceur et d'intérêt ; son esprit de tolérance et la modération de son caractère, naturellement bon et indulgent, l'empêchèrent de me faire des représentations amères ; il ne me donna que des conseils, et ils furent si aimables et si paternels, qu'ils ne pouvaient manquer d'être efficaces. Il voulait me tirer du précipice, me ramener dans la bonne voie, et pour atteindre son but salutaire, il employait plutôt la persuasion que la violence. Le recit franc et sincère que je lui fis de mes aventures, de mes sottises et de mes catastrophes, ne lui causa point autant d'étonnement que je me l'étais imaginé ; il ne riait pas de mes fredaines, mais il ne restait pas assez sérieux pour ne point me laisser croire que je lui retraçais quelques scènes de sa vie. Reprenant toute sa dignité et l'assurance que lui donnaient ses moyens, une longue expérience acquise au sein même des lumières et de la véritable philosophie, une haute considération justement méritée; il me reprocha néanmoins avec de douloureuses sensations, l'injure que j'avais faite à la mémoire de mon oncle, en employant aussi mal ses bienfaits; il m'engagea à changer de conduite, en me traçant la marche que je devais suivre. Après m'avoir fait entrevoir les dangers de m'en écarter, il me fit un plan de conduite simple et facile, puis il me demanda des garanties que je lui donnai par une parole, que je n'étais plus capable de violer, surtout à l'égard de quelqu'un aussi recommandable.

Ayant aperçu mon repentir au milieu de mes émotions, il eut la bonté de m'offrir ses services en m'assurant qu'il ne cesserait d'agir que quand il aurait rempli sa tâche, et c'en était une selon lui de rendre service au neveu de son ancien ami. Il me remit en conséquence une lettre, et c'était la première lettre de recommandation que j'avais eue dans les mains ; il est inutile de peindre la joie qu'elle me causa, puisqu'elle était pressante, je m'imaginais qu'elle devait être décisive ; l'issue de ce déplacement devait assurer mon bien-être, si je n'en n'étais pas absolument convaincu, je n'en doutais que faiblement. Porteur d'une dépêche exprimée en bons termes venant d'une personne influente, je croyais tenir la fortune dans mes mains ; je courus tressaillant d'allégresse et brûlant d'espérance recevoir la brillante destination qu'on devait me donner ; j'éprouvai d'abord un premier échec à la porte du dispensateur dont j'allais implorer les grâces. Le concierge m'arrêta, et me signifia assez impoliment que son maître était sorti : à quelle heure peut-on le trouver ? lui répondis-je. — Je n'en sais rien. — Je reviendrai, en ce cas, demain, à la même heure. — Comme vous voudrez.

— Je revins le lendemain, et je trouvai la même résistance et les mêmes difficultés. — Vous me dites que votre maître n'y est pas, j'ai cependant une lettre pressée à lui remettre. — Laissez-la moi, je la remettrai aussitôt. — J'ai à l'entretenir un instant d'affaires importantes. — Ça m'est égal, j'ai moi ma consigne que je ne veux pas violer. — M. le Comte est donc chez lui? — Il y est ou il n'y est pas; M. le Comte ne veut recevoir personne. — Je me retirai contrit, confus, affligé même d'avoir dans la poche une monnaie qui n'avait pas plus de valeur.

Je revins à mon protecteur dans l'intention de lui rendre une recommandation, dont on se souciait d'autant moins que le concierge avait pris sur lui de la refuser; ce qu'il avait fait avec autant de brusquerie que d'insolence.

Ce dernier fort étonné du peu de succès de son entreprise, n'hésita point à s'en prendre à ma gaucherie et à mon inexpérience. — Avez-vous dit seulement que vous veniez de ma part ? — Non, Monsieur. — Eh bien, vous êtes un maladroit. — Retournez, et ne manquez pas de dire que je vous envoie. — Je repartis, mais avec une assurance et une vaine audace qui devaient nécessairement en imposer à l'inflexible et brutal concierge. Je viens, lui dis-je en entrant, de la part de M. le général **. Me connaissez-vous maintenant ? — Oui, Monsieur : donnez-vous la peine de monter au premier, la porte à droite, vous vous adresserez s'il vous plaît aux huissiers. Une nouvelle lueur d'espérance remplit mon âme de satisfaction; je montai. Après avoir séjourné dans une antichambre le court espace d'une demi-heure, je fus admis à présenter mon importante dépêche, toujours de la part de M. le général **. Les hommes en place lisent très-vîte à ce qu'il me parut, car en moins d'une seconde, il avait lu et compris ce que contenait ma lettre. —

Ah ! c'est vous, Monsieur ; bien, bien, on m'a déjà parlé de votre mérite. Dites au général que je suis charmé qu'il m'ait procuré une occasion de lui être utile, et que je ferai tous mes efforts pour qu'il soit satisfait promptement : revenez me voir, d'ailleurs je serai également charmé de faire plus amplement votre connaissance ; je suis surchargé d'occupations dans ce moment, c'est pourquoi je ne vous retiendrai pas plus long-temps : adieu, mon ami. Je m'empressai de rendre compte de ma démarche à celui qui me l'avait facilitée, et me livrai imprudemment à l'ivresse d'un espoir qui n'était pas prêt de se réaliser.

Un incident douloureux m'arrêta dans mes sollicitations ; la lettre de change que j'avais acceptée était payable à trois mois de date, et le jour même de l'échéance, il fallait l'acquitter, ou me soumettre aux déplorables effets de la contrainte par corps. Je touchais au terme fatal; voulant prévenir un événement aussi fâcheux qu'humiliant, je pris le parti d'aller trouver mon infâme prêteur, pour prendre avec lui de nouveaux arrangemens. Au lieu d'être accueilli avec cette mielleuse complaisance, cette aménité douce et prévenante, je ne trouvai plus dans ses formes que dureté et insolence. Vous venez sans doute pour acquitter votre effet, me dit-il avec un sourire dédaigneux? — Non, je viens au contraire pour prendre des arrangemens avec vous. — Ils sont bien simples, payez et je vous rendrai aussitôt votre lettre-de-change. — Etant extrêmement gêné dans ce moment, je voudrais renouveller s'il était possible. — Voilà bien le langage des mauvais débiteurs! on a besoin de fonds, et je présume, Monsieur, qu'on se soucie fort peu de votre renouvellement. — Enfin vous me ferez des poursuites qui augmenteront encore le capital, et votre paiement n'en sera pas plutôt effectué.

— J'ai appris que vos parens étaient riches ; il est bien naturel qu'ils fassent des sacrifices pour vous sortir d'embarras. — Détrompez-vous, mes parens ne rempliront jamais aucuns de mes engagemens, et ils ont de bonnes raisons pour s'y refuser. — Qu'importe, on fera vendre vos biens. — Je n'en possède aucun, et mes parens qui en ont la jouissance et la propriété ne s'en dessaisiront pas en faveur d'un fils tel que moi ; au lieu que si vous m'accordiez six mois de délai, vous seriez certain de recouvrer la totalité de votre somme. — J'en parlerai à la personne qui a fourni les fonds, mais je doute qu'elle accepte cette transaction ; au surplus, repassez demain, je chercherai peut-être dans l'intervalle, les moyens de la déterminer. Je revins le lendemain à l'heure indiquée et il m'annonça que la chose ne pouvait avoir lieu, sans que je me déterminasse à un énorme sacrifice. Je souscrivis aux conditions ruineuses de ces infames usuriers, et ils prolongèrent l'échéance de six mois. Ce n'était pas sans peine que j'acceptai des conditions aussi effroyables; la première faute que j'avais commise, en souscrivant un premier engagement me jetait dans cette douloureuse perplexité ; je me noyais, il fallait bien que je me ratrapasse à quelques branches.

CHAPITRE XII.

Je m'étais bien gardé de faire part de mes tribulations au bon et vieil ami de mon oncle, ni de lui donner le moindre éclaircissement sur les motifs qui les causaient. Je lui en avais déja révélé assez, en y joignant ce qu'il avait déjà appris par des voies officieuses, il pouvait se faire une idée au moins approximative de mes déréglemens. Il me conseillait de me rapprocher de mes parens, même il m'offrait son intervention pour les disposer favorablement à recevoir mon repentir. Je le remerciai de cette offre généreuse en le priant d'attendre, que par mes actions et une conduite plus édifiante, j'eusse pu mériter leur indulgence et leur pardon. Appréciant ce motif, il n'insista pas davantage en m'engageant au contraire à mettre tout en œuvre pour acquérir de bons titres, et faire oublier, autant que possible, mes torts graves et mes nombreux écarts.

J'allais voir sans cesse celui qui devait améliorer mon sort, en me donnant ou me faisant obtenir un emploi distingué, par son intercession. J'étais toujours aussi bien accueilli; les gens de sa suite me témoignaient de l'empressement et beaucoup plus d'égards, ce qui ne me laissait nullement douter que j'étais un protégé de faveur; cependant ce dispensateur subalterne ne paraîssait plus aussi charmé de faire ma connaissance, ou du moins, il ne m'en témoignait aucunement le désir; serait-ce par distraction que son cœur aurait fait une démarche indiscrète? Ceci est bien probable, sa froideur me le faisait supposer, et au surplus mes entretiens avec lui étaient ordinairement très-rapides, et dans l'espace de dix minutes seulement, il avait terminé mes réceptions.

Je commençais a être passablement bien dans l'esprit de l'ami de mon oncle, d'ailleurs il m'inspirait tant d'estime et de vénération, que j'aurais entrepris l'impossible pour lui paraître agréable. Que n'ai-je connu plutôt cet homme vénérable! il m'aurait servi de guide; ses sages conseils m'auraient tenu lieu d'expérience; en mettant un frein à mes élans ambitieux, il aurait apaisé les accès de ma fièvre d'espérance et détruit les illusions insensées sur lesquelles j'avais eu l'imprudence de m'endormir. Que de tels hommes sont utiles et précieux pour les jeunes gens! c'est pour eux des pilotes habiles, qui leur font adroitement éviter les écueils, en les conduisant habilement au port.

Les plus beaux états de l'antiquité, ceux dont les institutions paraissaient destinées à cimenter le bonheur et la félicité d'une immense lignée de générations, auraient regardé comme criminelle et subversive de l'ordre social, la violation des maximes qui commandaient le respect, et une religieuse déférence envers les citoyens d'un âge avancé (1). Il fallait autant de dépravation pour fouler aux pieds ces maximes fondamentales. Il fallait une philosophie aussi stupide, que celle de nos matérialistes, pour at-

---

(1) Dans ma province, j'ai vu les enfans du peuple, qu'on suppose avoir tant de haine pour les vieilles idées, se rapprocher des vieillards, leur manifester des égards, courir audevant de leurs désirs, les consulter dans des circonstances graves, et demander quelquefois leurs avis dans des affaires contentieuses, et même domestiques. Qu'on ne révoque point ce fait en doute, son authenticité pourrait être attestée par des observateurs qui ne se contentent pas seulement de monter sur les tours de Notre-Dame, pour juger le peuple de France, et et les mœurs de l'Europe.

taquer ou chercher à affaiblir par de captieux sophismes, des préceptes qui immortalisent la première législation et les législateurs qui ont conçu le noble dessein de les mettre en recueil. Il y a déjà trop long-temps que les principes sont méconnus, et nos chétifs penseurs, nos moralistes sans moralité, n'ont pas peu contribué à les discréditer. Rendre l'homme indépendant, l'affranchir de ses premiers devoirs, placer le respect envers les parens, les déférences sociales, au nombre des obligations volontaires; c'était selon l'avis de bien des personnes éclairées, prêcher indirectement la révolte, l'insubordination, ébranler l'édifice social, les trones, les gouvernemens, préparer des chocs, des secousses et des bouleversemens, mettre le plus fort dans le cas d'accabler le plus faible, légitimer l'envahissement de la propriété à main armée; et après la dislocation entière de la grande famille et de la société, engloutir les souverains et les peuples dans le même gouffre et le même abîme.

J'ai trouvé tant de charmes et de consolations dans le commerce et l'intimité de l'homme estimable que je fréquentais, que je ne pourrais qu'engager les jeunes gens qui ont bravé la perversité de ce siècle, vraiment corrompu, à se rapprocher de ceux qui ont beaucoup vu, et qui ont consacré une longue vie à l'observation des hommes et des choses. Que de remarques utiles! que de précieux documens pour commencer sa carrière, et lui donner une excellente direction! Nous sommes aussi prompts à nous enthousiasmer, qu'à nous laisser abattre; nos impulsions sont toujours trop vives, nos conceptions sont quelquefois audacieuses et téméraires, et l'exécution de nos projets est souvent trop rapide et pas assez combinée; étant emportés par la fougue d'un mobile impétueux, si nous avions un régulateur, nous commettrions infiniment moins de fautes et d'imprudences. Heureux celui qu'une inappréciable modestie, porte à soumettre ses actions à la censure de la maturité, qui ne marche qu'à la lueur du flambeau de l'expérience ; ses actions se dirigent toutes vers un noble but ; il s'est dépouillé des folles préventions de l'amour-propre ; ne fût-il qu'un génie médiocre, il sera toujours utile à la société, à son pays, à son gouvernement, et méritera l'estime, et peut-être la reconnaissance et l'admiration de ses concitoyens et celle de la postérité.

J'étais encore à la poursuite d'un emploi avec la même persévérance, et je n'avais obtenu que des promesses et des réponses obligeantes, mes espérances diminuaient à fure et mesure que mes craintes commençaient à naître ; l'avenir que j'envisageais avec douleur, me donnait des inquiétudes et des tourmens. L'étude, la méditation et les entretiens que j'avais avec mon sage mentor, me consolaient de mon peu de succès ; ce dernier ne voulait point augmenter mes craintes ni me déconcerter, mais il me faisait comprendre qu'il était bien rare qu'on obtînt promptement ce qu'on désirait, il m'engageait à me résoudre à l'attente, en ne m'effrayant point de la temporisation ; je devais selon lui m'armer de courage, et me figurer que ce n'était ordinairement que par d'intrépides importunités, que l'on pouvait arriver à ses fins. Si ces diverses objections ne me décourageaient point entièrement, elles m'occasionnaient de violentes inquiétudes ; ma position d'ailleurs était on ne peut pas plus critique, les six mois de délai que j'avais si chèrement achetés, s'écoulaient de jour en jour, et je n'entrevoyais aucuns moyens de remplir mon terrible engagement.

Dans cette douloureuse alternative, j'allai chez la personne qui devait me trouver un emploi, et lui témoignai en des termes supplians, combien je désirais connaître l'époque où mes desseins pourraient se réaliser ; c'était vraisemblablement une indiscrétion, car elle ne me répondit que des choses vagues, et se débarrassa de mes instances en m'adressant à quelqu'un de considéré dans l'administration. Je me rendis aussitôt auprès de ce grand personnage administratif. Ayant applani tous les obstacles qui s'offraient à mon passage, je fus accueilli à-peu-près comme je l'avais été de celui qui venait de se démettre, quoique cependant il ne me témoignât aucunement le désir de faire ma connaissance, ni même celui de me revoir. Je laissai écouler quelque temps, et je retournai savoir des nouvelles de ma démarche ; cette fois il me fut impossible de pénétrer : des affaires de la plus haute importance, interdisaient toute espèce d'entrée, même celles de faveur. Que faire ? Je me déterminai à écrire, mais comme la forme extérieure de ma lettre indiquait qu'elle n'avait pas une illustre origine, elle ne dépassa point un commis subalterne, qui s'attribua impudemment le droit de me répondre des choses insignifiantes, au nom de son chef.

Je réitérai cette tentative, et n'obtins qu'une réponse semblable ; je me plaignis à l'ami de mon oncle, qui voulut avant tout savoir en quels termes j'avais écrit, craignant que je n'eusse manqué essentiellement aux convenances : je lui rappelai les expressions de mes deux lettres, autant que la mémoire m'en fournit les moyens. « Je ne m'étonne plus, me répondit-il, que vous n'ayez eu que de telles réponses : premièrement il fallait rappeler que vous étiez le protégé de M. le Comte, ensuite il était nécessaire, indispensable même : de revêtir votre lettre d'une enveloppe, de la plier, et de la cacheter dans toutes les formes ; sans doute aussi que vous n'avez pas adressé votre lettre à *M. le Chevalier* ; le personnage auquel vous avez affaire est membre de la

Légion-d'Honneur; en sollicitant ses bontés, cette politesse était de stricte rigueur; je suis loin d'applaudir à cette susceptibilité de la part de personnes qui n'ont presque pour apanage que leur vanité; mais comme les intrigans ont eu la bassesse de les couvrir de suffrages et de louanges, ils seront hautains et dédaigneux, jusqu'à ce qu'ils soient désabusés, et ils ne se désabuseront que quand le caprice ou le discernement d'un ministre les aura relégués dans la classe des citoyens modestes. Il s'opère quelquefois de ces excellentes métamorphoses, qui, pour le bien du trône et de la France, sont beaucoup trop rares et trop peu fréquentes. Ecrivez donc en vous soumettant au formulaire du cérémonial bureaucratique : sollicitez humblement une audience, je ne doute pas un instant que vous ne l'obteniez aussitôt. Je demandai en conséquence, une audience à M. le Chevalier, et *M. le Chevalier* daigna me l'accorder ; je me rendis à l'heure indiquée, et au moyen de ma lettre de convocation, je fus introduit dans un salon où je me rangeai à côté d'une humble multitude de solliciteurs. Nous fûmes appelés dans un ordre parfaitement établi et défilâmes successivement devant le majestueux personnage, dont nous attendions impatiemment les faveurs. Lorsque je fus arrivé à sa hauteur, je m'inclinai respectueusement à plusieurs reprises, avec le saint respect de ceux qui me précédaient, et lui rappelai un objet dont il ne se souvenait pas plus que de mon nom ; l'ayant mis au courant, en lui citant la personne qui m'avait recommandée ; « bon, bon, me dit-il ; je parlerai à Son Excellence de votre demande : vous pouvez être tranquille ». Un signe de tête indiqua que j'avais été suffisamment compris et que je devais effectuer ma retraite. Jusqu'ici je n'avais rien de rassurant ni depositif, et ma perspective, envisagée sans illusion, me présentait un tableau singulièrement rembruni.

Afin de me distraire utilement et quelquefois agréablement de mes études et de mes méditations, et pour oublier les échecs que j'éprouvais dans mes sollicitations, j'assistais volontiers aux cours publics des sciences et des belles-lettres de l'Académie de Paris. Parmi les professeurs, je n'en trouvais qu'un petit nombre d'estimables, et je m'apercevais souvent à l'hilarité des auditeurs que leurs leçons étaient, la plupart, des allégories libérales, qui flattaient assez généralement les petites et les grandes passions : au surplus, je n'étais pas suffisamment initié pour saisir l'esprit de leur insidieuse tactique. Je ne pouvais absolument interpréter que ce qui était palpable : par exemple, je crois néanmoins avoir deviné un professeur d'éloquence française, qui cherchait une figure de rhétorique dans des passages puisés à dessein sans doute, dans les auteurs anciens et modernes qui injuriaient ou déconsidéraient la noblesse ; l'affectation qu'il mettait à déclamer emphatiquement ces passages, les gestes outrés qu'il déployait, manifestaient entièrement son désir d'être compris. Je n'ai jamais pu entendre qu'une seule fois, le petit doctrinaire réformé ; il entretenait ses patiens auditeurs de la *classification* des *conditions sociales, de l'individualité,* de la *propriété*, de *ses subdivisions*, il parlait *des francs aleus*, des *bénéfices, des bénéficiers ;* il poussait si loin son zèle enseignant, qu'il lisait, d'un bout à l'autre, le tarif des peines pécuniaires infligées à ceux qui avaient tué un individu d'une cathégorie quelconque, dans les temps de barbarie. « J'ai fait, disait-il, avec une compatissante émotion, des recherches immenses sur ces matières ; c'est pourquoi je ne suis pas tombé dans les erreurs de Puffendorf et de Montesquieu avec lesquels je me trouve en contradiction sur bien des points. » Montesquieu !.. pauvre Thersyte, vous osez attaquer l'autorité du plus fameux de nos publicistes, de celui qui a sacrifié vingt années de sa vie à rassembler des matériaux, pour élever à la France, à son pays, un monument impérissable de sagesse et de politique ! Vous qui ne tenez uniquement votre misérable réputation que de l'esprit de faction ; vous dont la réprobation est aussi prochaine qu'inévitable, vous êtes assez insensé pour croire qu'il ne suffit que d'attaquer des grands hommes, pour acquérir une immortelle considération ; humiliez donc plutôt votre tête superbe devant de tels génies, et ne la relevez ensuite, que quand vous aurez rendu un culte particulier à leur ombre vénérable. Aurait-il suffi, je vous le demande, de donner un coup d'épaule à Hercule, pour démontrer sa force et sa vigueur ?

Autant j'éprouvais d'humeur en écoutant ces doctes pédanteries, autant je ressentais de plaisir aux leçons sages, aux conférences amicales, et pour ainsi dire paternelles, de l'auteur de l'histoire du dix-huitième siècle; il employait tous les meilleurs préceptes de la sagesse et de l'expérience, et les offrait ensuite avec autant de bonté et d'effusion de cœur, qu'un bon père aurait offert une nourriture salutaire à ses enfans; s'il entretenait ses auditeurs de la gloire et de la liberté qui causent en ces momens tant de trouble et d'agitation dans les jeunes esprits, semblable à celui qui extirpe toutes les mauvaises herbes qui peuvent être nuisibles à ses plantes, il avait soin de dépouiller ces mots sujets à tant d'interprétations, de leur funeste éclat, de leurs dangereux prestiges, et de les présenter sous leur véritable aspect. La morale et la religion qui semblaient bannies de nos institutions, trouvent en lui un défenseur ardent, un apologiste zélé. Que cet homme véritablement précieux pour l'état, la monarchie et la société, daigne recevoir le faible hommage de mon admiration! les gens de bien lui en réservent d'autres, qui seront peut-être plus dignes de son mérite et de ses talens. Si l'instruction publique avait été dirigée par des hommes aussi prudens et aussi éclairés, nous aurions moins de petits législateurs, moins de petits hommes d'état. On n'aurait pas appris à s'insurger dans les écoles, bien des troubles n'auraient pas eu lieu; des étudians insensés transformés en hordes séditieuses, n'auraient pas soulevé l'étendard de la révolte et du crime, et cette maxime épouvantable, que *l'insurrection est le plus saint des devoirs*, eût été plutôt bannie de notre sol, et vouée à l'exécration des siècles et des générations.

Je renouvelai mes démarches auprès du grand personnage qui devait me donner une heureuse destination ; mais elles n'eurent aucun effet, le voile des illusions tomba entièrement de mes yeux; j'accordai aux promesses le prix qu'elles méritaient, et Voltaire acheva de me désabuser ; il connaissait supérieurement le cœur humain, quand il dit : « Je suis certain : j'ai des amis : ma fortune est sûre :... on me rendra justice : mon ouvrage est bon, il sera bien reçu : on me doit, on me payera : le ministre m'avancera, il l'a promis en passant : toutes paroles qu'un homme qui a un peu vécu raye de son dictionnaire. »

Que faire pour parvenir? Quels ressorts faire enfin mouvoir? Il me semblait que j'avais épuisé tous les moyens. Les courtisanes à Athènes avaient une bien grande influence sur les destinées de l'état et des particuliers ; on prétend qu'elles disposaient à leur gré des places et des emplois, si je pouvais rencontrer des Aspasie dans notre Grèce française... Si mon encens seul, pouvait fléchir les Grâces : mais il leur faut des temples.

Voici un dernier événement qui mit le comble à toutes mes infortunes : la lettre de change que j'avais renouvelée touchait à son dernier terme ; encore quelques jours, et j'allais être victime de la plus infâme cupidité. Des poursuites me furent faites pour acquitter ma dette, j'étais dans l'impuissance absolue de remplir mon engagement. J'avais oublié que j'étais passible de la contrainte par corps. Au moment où je sortais de chez moi, quatre ou cinq satellites de l'usure, me saisirent comme un criminel, et me sommèrent, au nom du Roi même, de les suivre à Sainte-Pélagie. Là, achevèrent de s'anéantir tous mes desseins ambitieux, ma perspective se circonscrit dans d'étroites limites, et je renonçai entièrement aux places, aux titres et aux honneurs. Mon régime de vie était suffisamment restreint pour expier mes fautes et mes erreurs. Je me trouvais avec des personnes que les mêmes causes avaient rendues passibles de mêmes effets ; dans le nombre, il y avait le fils d'un Russe très-marquant, un Anglais célèbre par ses excès, le frère d'un banquier français, et une multitude de jeunes gens, auxquels des prêteurs de la trempe du mien, offraient une faible pension alimentaire en dédommagement.

Mon généreux protecteur fut indigné de cette mesure atroce ; malgré son grand âge, il alla lui-même trouver mon insatiable usurier, lui offrit des garanties et promit de s'adresser à ma famille qu'il déterminerait à s'engager directement, s'il voulait me faire sortir de l'ignominie; rien ne put fléchir cette âme inhumaine. L'agent d'affaire auquel j'avais cédé mes droits dans la succession de mon oncle, était heureusement arrivé ; ayant eu connaissance de mes malheurs, et notamment de cette dernière catastrophe, comme il avait tiré un parti extrêmement avantageux de mes biens, il n'hésita point à venir à mon secours et à me tirer de l'embarras où je me trouvais plongé pour long-temps. Que ce trait sublime de générosité mérite de reconnaissance et d'admiration ! il découvre toutes les qualités du cœur humain, et qu'on aime à rencontrer un homme loyal et compatissant, dans un temps où l'intérêt personnel est si exclusif, et où l'égoïsme a presque envahi toutes les vertus !

CHAPITRE XIII.

Je venais d'être remis en liberté, le calme commençait à renaître dans mon âme, la soif insatiable des titres et des honneurs ne remuait plus mes sens, mon repentir était sincère, et mon cœur repoussait toute espèce d'idées et de projets ambitieux ; mes desseins étaient singulièrement circonscrits, je voulais me reconcilier avec madame Brigide, l'engager à oublier mon ingratitude, et à venir ensuite partager les charmes délicieux de la retraite champêtre, où je devais incessamment me confiner. J'espérais avec le secours et la bienveillante intercession de l'ami de mon oncle, obtenir le pardon de ma famille qui avait tant de motifs pour me tenir dans l'éloignement. Si j'arrivais à ce résultat si précieux, si je parvenais à désarmer le courroux de mes parens si justement irrités, il me semblait voir la carrière du bonheur s'ouvrir devant moi, et le ciel bénir désormais touses mes entreprises.

En renonçant au faste et à l'éclat des grandeurs, je ne reconnaissais plus que l'humilité. Loin du tumulte, des passions, et du foyer des intrigues, j'espérais trouver le repos et la paix. Les remords avaient encore quelque accès sur mes sens, mais l'espoir de vivre assez long-temps pour expier toutes mes fautes, dissipait ou affaiblissait la crainte de ne pouvoir obtenir de rémission. L'époque que je désirais avec tant d'ardeur n'arrivait que fort lentement; je m'étais rapproché de madame Brigide; elle avait oublié mon ingratitude et mes torts, mais mes parens qui avaient de violens griefs, et tant de motifs de douter de la franchise de mes résolutions, résistaient aux instances de mon généreux réconciliateur. Encore quelques mois, quelques jours peut-être, et ils allaient m'ouvrir leurs bras; quels délicieux instans! Hélas! si tous ceux qui, comme moi, se sont rendus indignes de la tendresse paternelle, sentaient tout le prix d'une pareille entrevue, sans doute qu'ils aimeraient mieux rétrograder que d'aller plus loin, dans la route de la licence. Fatal aveuglement d'une jeunesse qui ne connaît aucun frein, c'est toi qui occasionnes tant de désastres dans les fortunes et de larmes dans les familles.

L'oubli de ses devoirs est assurément la principale cause des déréglemens, dont la plupart sont marqués au coin de l'infamie. Adoptons pour un instant, un précepte de cette philosophie monstrueuse qui nous range insensément au niveau de la brute, en nous dispensant de toute foi et même de toute croyance. Dès-lors plus de respect pour nos parens, de déférence pour la société, de sollicitude pour l'espèce humaine, l'égoïsme s'empare entièrement de nous, notre cœur ne reçoit plus que de brutales impressions ; foulant aux pieds les lois divines et humaines, dédaignant de nous soumettre aux convenances sociales, que nous ne manquerons pas de mépriser, il ne nous restera plus que la crainte des lois ; est-ce la justice qui nous arrêtera dans nos scandaleux élans ? Il vient un âge où nous pouvons maltraiter ou manquer d'égards aux auteurs de nos jours, sans redouter aucune influence, aucune intervention *coërcitive*. Nous nous prévaudrons de notre force naturelle dans ces cruels abus, et malheur à ceux dont la faiblesse, ne permettra pas d'opposer la moindre résistance à nos coupables efforts : peut-être finirons-nous par commettre des crimes, si nous sommes assez adroits, assez subtiles et assez vigilans pour agir sans être aperçus. Tels sont à peu de choses près, les terribles résultats de l'incrédulité : si on ne repousse avec indignation les doctrines empoisonnées des disciples de l'athéisme, le germe de la corruption atteindra toutes les classes de la société, et chacun peut calculer d'avance les maux qui en naîtront. Quel est l'homme qui envisage cette funeste dégradation de son espèce, sans douleur et même sans effroi?

J'allais incessamment vivre à la campagne, au milieu du calme, éloigné du tumulte, des grandes passions, des délateurs et des intrigans : sacrifier mes instans au bonheur et à la satisfaction d'une mère, que j'ai autant outragée qu'elle m'était chère ; me fortifier à l'ombre de ses exemples de piété et de charité chrétienne, rechercher la considération qui l'entoure, et que j'ai tant déméritée par mon odieuse conduite. Me reportant au sein de la nouvelle famille que je voudrais créer, si je parvenais à associer ma destinée à celle d'une épouse vertueuse, comme il en existe encore parmi ceux qui ont bravé la perversité, enfantée par le philosophisme révolutionnaire, je n'aurais plus d'autres vœux à faire, que pour la prospérité de cette union. S'il en résultait des enfans, quelle source de nouvelles jouissances ! former leur cœur en même temps que leur esprit, les suivre pas à pas dans leur marche chancelante, orner leur jeune mémoire d'excellens préceptes, les tenir sous la main, faire soi-même leur éducation, parce que l'épidémie irreligieuse infectera encore long-temps peut-être, les institutions destinées à l'enseignement ; devenir leur ami, étudier leur caractère, ne pas craindre de blâmer leurs défauts, en ne parlant de leurs qualités qu'avec une extrême circonspection, afin de les entretenir dans le doute sur un point aussi délicat, et pour ne point leur donner cette hautaine assurance, qui est si familière à la génération de nos jours. Celui-là est un ignorant qui ne sait pas être modeste, et rien au monde n'est insipide, insupportable même, comme le pédantisme. Si j'étais forcé un jour à jeter mes enfans dans le monde, ce ne serait qu'en frémissant que je les abandonnerais à leurs caprices; les premières impressions sont ordinairement décisives dans un caractère faible, et le jeune homme même, qui a reçu des notions positives du bien, se laisse entraîner quelquefois par le torrent du vice, et ne revient ensuite au port qu'après avoir été pendant long-temps le jouet de sa fatale inexpérience. Il y aurait infiniment moins de dangers, s'il y avait moins d'écueils; heureux celui qui ne marche que sous les auspices d'un pilote habile, il n'est pas autant exposé aux inconvéniens des grands naufrages.

Tant que la politique, qui peut être mise au nombre des sciences les plus abstraites, la politique qui exige tant de profondeur dans les combinaisons, de rectitude et de raison dans les idées, occupera aussi exclusivement les jeunes esprits, nous ne pouvons et ne devons rien attendre de la génération présente, et ce qu'on nomme si inconsidérement le siècle des lumières, ne sera bientôt plus que l'âge des ténèbres. Il y aura une multitude de critiques et de censeurs, que la suffisance des écoles aura rendus inflexibles, entreprenans et audacieux, mais on rencontrera rarement de génies; quelques imprudens prendront leur essor, et soutenus seulement des partis ou des factions, ils retomberont presqu'aussitôt, et cette chute expliquera leur faiblesse. Ainsi je ferai en sorte que cette dangereuse contagion n'atteigne point mes enfans : je leur apprendrai à caindre Dieu, à obéir aux lois, à respecter le gouvernement, celui qui gouverne, et à concourir autant que leur position de citoyen l'exigera, au maintien de nos institutions. Au surplus, je les éloignerai le plus qu'il me sera possible de la politique et de ses orageuses discussions, en leur montrant le bonheur autre part; et je serais bien malheureux, si je ne pouvais les convaincre, en retraçant les abus qui naissent de ce ridicule penchant.

L'amour du bien était devenu l'objet de ma plus constante sollicitude, et le goût de la retraite avait fini par absorber toutes mes autres pensées; une vie simple, tranquille et laborieuse, les exercices du sage, les méditations de l'homme sensible qui se place près de la nature, afin de rêver plus à son aise au bien être de son semblable; tel était le plan que je m'étais tracé, quelles couleurs ravissantes notre Virgile français a données à cette vie pastorale! Qu'il connaissait parfaitement bien les délices des champs et les incommodités des grandes affaires! lorsqu'il dit:

—Heureux qui dans le sein de ses Dieux domestiques
Se dérobe au fracas des tempêtes publiques,
Et, dans de frais abris trompant tous les regards,
Cultive ses jardins, les vertus et les arts!

Indépendamment de mes travaux champêtres, ma chaumière deviendra l'asile du pauvre, le malheureux trouvera un refuge près de moi, je tendrai une main secourable à l'indigence; je partagerai les peines des affligés en leur offrant toutes sortes de consolations. Si la discorde entrait jamais dans les familles qui m'entoureront, j'emploierai toutes sortes de moyens pour l'en écarter; l'hospitalité sera mise au nombre de mes premiers devoirs. C'est ainsi que je terminerai ma carrière; l'envie qui nous accompagne dans une prospérité qui n'est qu'illusoire, puisque le caprice, et l'arbitraire des hommes peuvent à chaque moment la renverser, les fureurs de cette implacable envie ne se déchaîneront point contre moi. A la vérité, je ne serai pas couvert de suffrages, mais j'aurai le triomphe de ma conscience, et de plus, la jouissance paisible d'une estime qui sera loin d'être l'œuvre de la flatterie et de la bassesse.

Ma résolution n'est plus aucunement douteuse, j'ai totalement renoncé au fol espoir qui a tant bouleversé mes sens. Peut-être me reprochera-t-on mon indifférence pour la prospérité de mon pays, il y aura de l'injustice, tous mes vœux ne tendent qu'à ce grand objet ; mais je crains qu'ayant été si peu maître de mes passions ; ayant commis de si nombreux excès, je ne puisse inspirer de confiance à un gouvernement qui ne devrait se servir que de personnes pures, dont l'austérité fut évidente. D'ailleurs en admettant que j'aye pu concourir au bien de mon pays, j'ai été indignement repoussé de ceux qui pouvaient m'employer à ce grand œuvre. Il est possible qu'ils aient basé leur refus sur mon insuffisance, dans cette dernière hypothèse, je suis exempt du moindre reproche.

En finissant, qu'il me soit permis d'examiner rapidement notre situation politique, c'est une dernière présomption qu'on me pardonnera sans doute, en faveur du motif; je n'envisage point cette situation sans frayeur, des partis, ou, pour mieux dire des factions mues par des mobiles inquiétans, s'agitent en sens divers, chacun d'eux a ses prétentions et ses vues secrètes, plus ou moins ambitieuses, plus ou moins criminelles; mais tous peuvent être essentiellement dangereux; sans l'intervention d'une puissance répressive et vigoureuse. Un gouvernement sans force et sans vigueur serait un grand mal dans une circonstance pareille; il lui faudrait au contraire de l'activité, une prévoyance surnaturelle, afin de déjouer les complots et d'arrêter les factieuses intrigues qui tendent, sinon à sa destruction absolue, au moins à son affaiblissement. On a prétendu que de grandes fautes avaient été commises, si cette assertion n'était point fausse, les suites pourraient en être extrêmement fâcheuses. Des hommes sans mérite, ou plutôt sans vertu, ont été comblés d'honneurs. Montesquieu démontre positivement les inconvéniens de cet usage, lorsqu'en désignant plusieurs moyens dont se corrompt le principe de la monarchie : il avance que ce même principe se corrompt surtout quand l'honneur a été mis en contradiction avec les honneurs, et que l'on peut être à la fois, couvert d'infamie et de dignités.

La nation est-elle bien ou mal représentée? Cette question ne serait pas un problême si la majorité de la chambre marchait toute vers un même but, et si elle ne perdait pas tant de ses forces en se désunissant. Une partie se laissant entraîner par un faux zèle, commet des imprudences préjudiciables : une autre partie, et ce n'est pas la moindre, ne se meut et ne délibère jamais, sans la participation ou l'impulsion du ministère. Le surplus de ceux qui forment le côté droit sont prudens, sages et éclairés, mais que peuvent-ils dans l'isolement ? une opposition conduite et dirigée par des factieux, qui trompent la bonne foi et la religion de ceux qui les suivent, et voilà en résumé les hommes, sur lesquels la France, fondait tant de belles espérances. Quel plus grand malheur encore, si comme on le prétend, le centre de cette chambre si docile aux volontés du ministère, ressemblait à cet Athénien qui donna sa voix pour condamner Aristide à l'ostracisme, parce qu'il était las, de l'entendre appeler toujours le *juste*.

J'apprends que j'ai obtenu le pardon de mes parens ; dans peu, je goûterai les bienfaits d'une réconciliation si précieuse et si désirable. Je vais déposer aux pieds de l'ami de mon oncle, le tribut de reconnaissance que je lui dois pour tous ses bienfaits. Ayant renoncé à mes prérogatives insensées, c'est en citoyen paisible, que je finirai une carrière aussi mal entreprise que mal commencée. Heureux si je puis vivre tranquillement en paix ; et si de nouvelles calamités publiques, ne viennent pas troubler mes instans de délices et de félicité.

FIN.

www.ingramcontent.com/pod-product-compliance
Ingram Content Group UK Ltd.
Pitfield, Milton Keynes, MK11 3LW, UK
UKHW021536260726
13993UKWH00002B/536